B. KRÖNIG

GEBURTSHILFLICHER PHANTOMKURS IN FRAGE UND ANTWORT

DRITTE AUFLAGE

VON

DR. O. PANKOW
PROFESSOR AN DER UNIVERSITÄTS-FRAUENKLINIK
FREIBURG I. BREISGAU

MIT 8 ZUM TEIL FARBIGEN ABBILDUNGEN

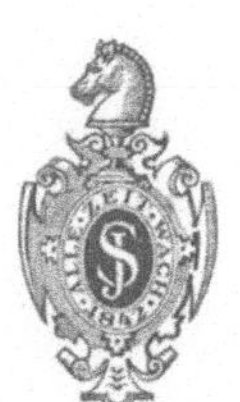

BERLIN
VERLAG VON JULIUS SPRINGER
1930

Softcover reprint of the hardcover 1st edition 1930

ISBN-13: 978-3-642-47257-2 e-ISBN-13: 978-3-642-47656-3
DOI: 10.1007/ 978-3-642-47656-3

Vorwort zur ersten und zweiten Auflage.

Im geburtshilflichen Phantomexamen habe ich im Laufe der Jahre statistisch die am häufigsten vorkommenden fehlerhaften Antworten zusammengestellt. Diese Antworten zeigten die eine Gesetzmäßigkeit, daß die fehlerhaften Antworten sich auf ganz bestimmte Fragen konzentrierten, ganz gleichgültig, an welcher Hochschule der Kandidat seinen geburtshilflichen Operationskursus gehabt hat. Man kann sich als Prüfender diesen Tatsachen gegenüber verschieden verhalten. Man kann sich entweder mit diesen falschen Antworten als Fatalist wie mit einem unabwendbaren Schicksal in stummer Ergebung abfinden, oder man kann als Optimist neue Bahnen versuchen.

Deutschland ist besonders reich an Lehrbüchern des geburtshilflichen Operationskursus. Ich erwähne nur die vorzüglichen Lehrbücher von DÖDERLEIN, FEHLING, GUGGISBERG und vielen anderen. Sie alle, jedes in ihrer Art, erfüllen ihren Zweck glänzend.

Dies kleine Vademekum will aufbauend auf diesen Lehrbüchern einige Fragen den Studierenden vorlegen. Die Antworten sind gerade in Rücksicht auf die ausführlichen Darstellungen der Lehrbücher ganz knapp gehalten. Dies Vademekum macht weder Anspruch auf Vollständigkeit noch auf Wissenschaftlichkeit. Der Verfasser ist sich vollständig bewußt, daß manche Autoren manche Fragen etwas anders beantworten werden. Im Interesse der Kürze und Einheitlichkeit habe ich aber auf jede Diskussion noch unentschiedener Streitfragen verzichtet.

Die Herausgabe dieses kleinen Heftchens gerade in der schweren Kriegszeit schien mir deshalb angezeigt, weil jetzt so mancher Kandidat durch die Ungunst der Verhältnisse gezwungen ist, sich möglichst schnell seine alten Reminiszenzen aus der Studienzeit für das Examen in das Gedächtnis zurückzurufen.

Der Verfasser.

Vorwort zur dritten Auflage.

Dem Wunsche des Verlegers entsprechend habe ich den „Geburtshilflichen Phantomkurs in Frage und Antwort" meines Lehrers Krönig von neuem überarbeitet. Ich habe es gerne getan, weil sich mir gerade dieses Frage- und Antwortspiel, wie es Krönig — bekanntlich ein Meister des Lehrens — in diesem Büchlein geschaffen hat, als besonders fruchtbringend im geburtshilflichen Unterricht am Phantom erwiesen hat. Die kurze knappe Art von Frage und Antwort ist so einprägsam wie kaum etwas anderes, und die wichtigsten Dinge der praktischen Geburtshilfe werden dem Lernenden dadurch oft besser eingehämmert als durch lange theoretische Ausführungen.

Mit der Umarbeitung habe ich das behandelte Gebiet zugleich noch erheblich erweitert und alle die Dinge in Frage und Antwort behandelt, die wir auch sonst im Phantomkurs miterörtern und prüfen. Schließlich habe ich noch einen kleinen Anhang: „Wie nähe ich einen Dammriß oder eine Episiotomie?" mit Abbildungen beigegeben. Gerade dieses, für den Praktiker so wichtige und beinahe alltägliche Kapitel, ist in den allermeisten Lehrbüchern zu kurz gekommen und hat fast nirgends eine solche bildnerische Darstellung gefunden, daß danach auch der noch nicht vielerfahrene Praktiker eine gute Dammnaht ausführen könnte.

So soll dieses Büchlein, dessen Sinn Krönig bereits in seinem ersten Vorwort angegeben hat, eine Ergänzung des Unterrichtes darstellen, kurz, klar, handlich, praktisch und ohne auf abweichende Meinungen und Auseinandersetzungen einzugehen, weiter nichts.

Freiburg i. Br., Mai 1930.

O. Pankow.

Inhaltsverzeichnis.

I. Hinterhauptslage.

a) Verhalten bei Hinterhauptslage und erfüllten Vorbedingungen.

Lehrer:	Schüler:
Welches ist der vorangehende Teil?	Der Kopf.
Woran erkennen Sie den Kopf?	An der Form, an der Härte, den Nähten und Fontanellen.
Wo steht die Leitstelle des kindlichen Kopfes?	Zwei Querfinger unterhalb der Linea interspinalis.
Was verstehen wir unter Leitstelle des kindlichen Kopfes?	Den tiefsten Punkt des vorangehenden knöchernen Schädels in der Führungslinie.
Was verstehen wir unter Führungslinie?	Die Linie, die die Mitte der geraden Durchmesser der verschiedenen Beckenebenen miteinander verbindet.
Wieviel Beckenebenen denken wir uns durch das kleine Becken der Frau zu unserer Orientierung gelegt?	Vier.
Welches sind diese?	Beckeneingangsebene, parallele Beckenweite, Beckenenge, Beckenausgangsebene.
Von welchem Punkte, bzw. welcher Linie ist die Beckeneingangsebene umgrenzt?	Vorn vom oberen Rand der Symphyse, seitlich von der Linea innominata und hinten vom Promontorium.
Was ist parallele Beckenweite?	Ist die Ebene, die wir uns parallel zur Beckeneingangsebene durch den unteren Rand der Symphyse gelegt denken.
Wovon ist die Beckenenge umgrenzt?	Vorne vom unteren Rand der Symphyse, seitlich von den Spinae

Lehrer:	Schüler:
	ischiadicae, hinten von der Articulatio sacrococcygea.
Wie ist die Beckenausgangsebene umgrenzt?	Vorne vom unteren Rand der Symphyse, seitlich von den Tubera ischiadica, hinten von der Spitze des Steißbeins.
Um uns über die Größenverhältnisse der verschiedenen Beckenebenen eine Vorstellung zu machen, denken wir uns durch jede Beckenebene verschiedene Durchmesser gelegt: den geraden, den schrägen, den queren.	
Wie groß ist der gerade Durchmesser der Beckeneingangsebene?	11 cm.
Der schräge?	12—12,5 cm.
Der quere Durchmesser?	13—13,5 cm.
Wie groß sind die Durchmesser der parallelen Bekkenweite?	Der gerade und quere sind ungefähr gleich groß, die beiden schrägen stellen die größten Durchmesser dar.
Welcher Durchmesser ist der größte in der Beckenenge?	Der gerade Durchmesser.
Welcher Durchmesser ist der größte in der Beckenausgangsebene?	Der gerade, wenn der kindliche Kopf beim Durchtritt durch die Beckenausgangsebene das Steißbein nach hinten zu abdrückt.
Welche Fontanellen und Nähte fühlen Sie im eingestellten Falle?	Kleine Fontanelle vorn, große Fontanelle hinten, Pfeilnaht im geraden Durchmesser des mütterlichen Beckens.
Woran erkennen Sie die kleine Fontanelle?	Es ist eine Knochenlücke, in der 3 Nähte zusammenstoßen.
Woran die große?	Sie ist eine Knochenlücke, in der vier Nähte zusammenstoßen.
Wie unterscheiden sich die beiden Seitenfontanellen, die ebenfalls Knochen-	In der unmittelbaren Nachbarschaft der Seitenfontanelle fühlen wir das Ohr.

Lehrer:	Schüler:
lücken darstellen, in der 4 Nähte zusammenstoßen, von der großen Fontanelle?	
Wie hoch steht die kleine Fontanelle zur großen Fontanelle?	Die kleine Fontanelle steht tiefer als die große.
Welcher Teil des kindlichen Schädels geht also voran?	Das Hinterhaupt.
Welche Kindslage ist demnach vorhanden?	Eine Hinterhauptslage.
Wieviel Drehungen im Geburtsmechanismus der Hinterhauptslage sind schon vollendet, wenn wir 3 Kardinaldrehungen annehmen?	Zwei. 1. Das Tiefertreten der kleinen Fontanelle gegenüber der großen (Flexion) und 2. die Drehung der Pfeilnaht aus dem anfänglichen Stand im queren Durchmesser des mütterlichen Beckens durch den schrägen in den geraden Durchmesser.
Welche Drehung muß noch beim natürlichen Geburtsmechanismus ausgeführt werden?	Die Drehung um den queren Durchmesser des kindlichen Kopfes.
Wie geht sie vor sich?	Das Hinterhaupt wird in der Vulva sichtbar und der Nacken stemmt sich als Hypomochlion an den unteren Rand der Symphyse an. Dann schneidet der Kopf durch, indem Vorderhaupt, Stirn, Nase, Mund und Kinn über den Damm treten (Deflexion).
Kann diese letzte dritte Drehung, die hier noch fehlt, allein durch die spontanen Geburtskräfte vollendet werden?	Ja.
Wenn Sie zur Geburt gerufen werden und nehmen einen derartigen Tastbefund auf, was werden Sie also tun?	Abwarten.

Lehrer:	Schüler:
Nur wann werden Sie eingreifen?	Bei Gefahr von seiten der Mutter oder des Kindes.
Woran erkennen wir die Gefährdung des Kindes im Mutterleibe?	Am Sinken der kindlichen Herztöne unter 100, am dauernden Steigen über 160, den starken Schwankungen in diesen Grenzen oder über sie hinaus, am Leiserwerden der Herztöne und am Auftreten oder am Stärkerwerden eines schon vorhandenen Nabelschnurgeräusches, ferner bei Schädellage auch am Abgang von Meconium.
Welche Gefahren der Mutter lassen es wünschenswert erscheinen, die Geburt möglichst zu beschleunigen?	a) Beginnende Infektion, sich kennzeichnend durch auftretende Temperatursteigerung der Mutter über 38,5° rectal. b) Zu langer und zu intensiver Druck auf die mütterlichen Geschlechtsteile, sich äußernd durch Schwellung der äußeren Geschlechtsteile. c) Allgemeine Erkrankungen, z.B. a) Herzfehler der Mutter; b) Nephritis; c) Eklampsie; d) Infektionskrankheiten, Pneumonie usw.; e) starke Atmungsbehinderung durch Kropfbildung usw. d) Druck auf die Nachbarorgane, Blase und Mastdarm, sich äußernd durch Abgang von blutigem Urin oder blutigem Stuhl.
Kann gelegentlich auch ohne ausgesprochene Gefährdung von Mutter und Kind die Beendigung der Geburt notwendig sein?	Ja, wenn trotz mehrstündiger Wehentätigkeit oder bei Wehenschwäche, die sich nicht beheben läßt, der im Beckenausgang stehende Kopf nicht weiter rückt und deshalb die Möglichkeit der Spontangeburt ausgeschlossen erscheint.

Lehrer:	**Schüler:**
Warum würde das allein schon eine künstliche Entbindung rechtfertigen?	Weil die praktische Erfahrung lehrt, daß durch die Retraktion des Corpus uteri die Zirkulation in der Placenta und die Sauerstoffversorgung des Kindes ungünstig beeinflußt wird und weil durch die ständige feste Umschnürung des Kopfes und die Druckdifferenzen, die oberhalb und unterhalb des Umschnürungsringes bestehen, Stauungen u. Blutungen im Schädelinnern hervorgerufen werden können, die den Tod des Kindes zur Folge haben können.
Nehmen wir an, es bestände eine Gefahr von seiten der Mutter oder des Kindes, oder von beiden, können Sie dann ohne weiteres Ihren Wunsch, das Kind möglichst bald zu extrahieren, erfüllen?	Nein.
Wovon hängt es ab?	Von der Erfüllung gewisser Vorbedingungen.
Welche Vorbedingungen müssen im allgemeinen erfüllt sein, damit man die Entbindung mit der Zange vornehmen kann?	1. Die Fruchtblase muß gesprungen sein. Das Kind muß leben, weil wir ein totes Kind besser mit dem Kranioklast entwickeln. 2. Es darf kein Mißverständnis zwischen kindlichem Kopf und mütterlichem Becken vorliegen. 3. Der Muttermund muß vollständig eröffnet sein.
Sind alle diese Vorbedingungen hier erfüllt?	Ja.
Welches Extraktionsinstrument kommt hier in Frage?	Bei lebendem Kinde nur die Zange.
Welche Arten von Zange kennen Sie?	1. Die typische Zange, 2. die atypische Zange,

Lehrer:	Schüler:
	3. die Zange am hochstehenden Kopf, 4. die hohe Zange.
Welche Zange kommt hier in Frage?	Die typische Zange.
Warum?	Weil der Kopf bereits mit gerade verlaufender Pfeilnaht im Beckenausgang steht und nur dann die Zange entsprechend ihrer Kopfkrümmung am Kopfe und entsprechend ihrer Beckenkrümmung im Becken liegt.
Welche allgemeinen Grundsätze können Sie für die technische Durchführung operativer Eingriffe in der Geburtshilfe aufstellen?	Möglichste Nachahmung des natürlichen Geburtsmechanismus.
Wenn Sie diesem Grundsatze gemäß hier verfahren, so werden Sie die Zange in welchem Durchmesser des mütterlichen Beckens zum Schluß bringen?	Im queren Durchmesser.
In welcher Richtung werden Sie ziehen?	In der ersten Position.
Was verstehen Sie darunter?	Den Zug in der Richtung der bis auf den Damm gesenkten Zangengriffe.
Wie lange werden Sie in dieser Position ziehen?	Bis sich der Nacken des kindlichen Kopfes an den unteren Rand der Symphyse als Hypomochlion angestemmt hat.
Welche weitere Drehung des Kopfes werden Sie vermittels der Zange ausführen?	Ich werde mit der Zange in die zweite und dritte Position übergehen, d. h. die Griffe der Zange, und zwar nötigenfalls in schwierigen Fällen unter leichten seitlichen Bewegungen, allmählich so weit heben, bis sie sich dem Bauch der Mutter nähern

Lehrer:	Schüler:
	und bis nach und nach Stirn, Nase und Kinn des Kindes über dem Damm erschienen sind.
Der größte Durchmesser, der die Schamspalte hier passiert, ist welcher?	Der suboccipitobregmatikale Durchmesser.
Wie groß ist dieser beim ausgetragenen Kinde?	9,5 cm.
Wie groß ist der Umfang des kindlichen Kopfes um diesen Durchmesser gelegt, mit anderen Worten, wie groß ist das Durchtrittsplanum?	32 cm.
Wenn Sie die Zange in die Geschlechtsteile der Frau einführen, welchen Zangenlöffel legen Sie zuerst an?	Den linken Zangenlöffel.
Mit welcher Hand und in welche mütterliche Seite führen Sie den linken Löffel ein?	Mit der linken Hand in die linke mütterliche Seite.
Was macht die rechte Hand beim Einführen des linken Zangenlöffels?	Sie tuschiert mit 2 oder 4 Fingern, möglichst hoch, um so zu verhindern, daß sich zwischen kindlichem Kopf und Zange etwas von den mütterlichen Weichteilen einklemmt.
Wenn Sie die Zange einführen, heben Sie zunächst den Griff der Zange. Warum?	Um den Löffel der Zange zunächst links hinten im Becken einzuführen, weil dort in der Gegend der Articulatio sacroiliaca relativ viel Platz ist und sich die Zange so am leichtesten einführen läßt.
Sie senken dann den Griff der Zange in I. Position? Warum?	Damit der Zangenlöffel von links hinten nach links seitlich, wo er definitiv zu liegen kommt, wandert.
Wie führen Sie den rechten Löffel ein?	In ganz gleicher Weise wie den linken, nur mit entsprechender Seitenänderung.

Lehrer:	**Schüler:**
In welchem Durchmesser des mütterlichen Beckens bringen Sie die Zange zum Schluß?	Im queren Durchmesser.
Woran erkennen Sie dieses?	Wenn die Zughaken der Zange entsprechend dem queren Durchmesser des mütterlichen Beckens verlaufen.
Wovon überzeugen Sie sich noch einmal nach Schluß der Zange?	Ich taste noch einmal nach, um zu sehen, ob auch keine Weichteile der Mutter mit eingeklemmt sind.
Wie führen Sie dann die Extraktion aus?	Ich mache zunächst einen Probezug, indem ich mit der rechten Hand ziehe, den Daumenballen der linken Hand auf die Zange und die Spitze des Zeigefingers ungefähr an die Leitstelle des kindlichen Kopfes lege. Der Kopf folgt dem Zuge der Zange, wenn beim Zuge mit der rechten Hand die Zeigefingerspitze der linken sich nicht vom kindlichen Kopf entfernt.
In welchem Augenblick ist der Damm am meisten gefährdet?	Dann, wenn die vordere Spitze der großen Fontanelle über den Damm schneidet.
Wie machen Sie den Dammschutz?	a) Entweder so, daß ich den Kopf allmählich unter Führung der Zange über den Damm schneiden lasse, und mit der freien Hand den auch bei Spontangeburt üblichen Schutz der Weichteile vornehme, oder b) indem ich die Zange kurz vor dem Durchschneiden des Durchtrittsplanums abnehme und nun vermittels des Ritgen-Olshausenschen Handgriffs den kindlichen Kopf entwickle, indem ich den Zeigefinger in das Rectum führe, das Kinn fasse und so die Stirn ganz allmählich über den Damm schneiden lasse[1].

[1] Dammrisse bzw. Episiotomie und ihre Versorgung siehe S. 90.

Lehrer:	**Schüler:**
Wie nehmen Sie die Zange ab?	Ich öffne das Schloß und nehme einen Löffel nach dem anderen, wie sie sich gerade am besten entfernen lassen, vom kindlichen Kopf ab.
Wenn der kindliche Kopf geboren ist, wie werden Sie den Schultergürtel und das Becken des Kindes entwickeln?	Indem ich auch hier den natürlichen Geburtsmechanismus nachahme.
Wie schneidet bei einer Spontangeburt der Schultergürtel durch die Schamspalte hindurch?	Die Schulterbreite stellt sich in den geraden Durchmesser des mütterlichen Beckens ein. Die vordere Schulter stemmt sich am unteren Rand der Symphyse als Hypomochlion an, und die hintere Schulter entwickelt sich unter Drehung um den geraden Durchmesser des Schultergürtels allmählich über den Damm.
Wenn Sie dieses entsprechend nachahmen wollen, so werden sie bei 1. Hinterhauptslage wie verfahren?	Ich werde das Gesicht des Kindes nach dem rechten mütterlichen Schenkel hindrehen. Dann werde ich den Kopf dammwärts drücken, bis sich die vordere Schulter an den unteren Rand der Symphyse anstemmt. Macht die Entwicklung der hinteren Schulter Schwierigkeiten, so soll man sie nicht durch übertriebenen Zug am Kopf erzwingen, sondern sie durch Druck von oben herauszubringen suchen. Gleichzeitig kann man dann vom Rücken des Kindes her mit dem Zeigefinger der rechten Hand in die hintere Achselhöhle eingehen, um unter gleichzeitigem Zug am Schultergürtel und Kopf die hintere Schulter über den Damm schneiden zu lassen.
Wie entwickeln Sie den Beckengürtel?	Indem ich auch hier den queren Durchmesser des kindlichen Beckens in den geraden Durchmesser des mütterlichen Beckens bringe,

Lehrer:	Schüler:
	dann die vordere Hüfte an den unteren Rand der Symphyse sich anstemmen lasse und durch Heben des Rumpfes die hintere Hüfte allmählich über dem Damm entwickle.
Ist bei der Notwendigkeit einer sofortigen Entbindung die Zange auch dann immer nötig, wenn der Kopf bereits in der Vulva steht?	Nein, dann kann ich versuchen, durch Kristellerschen Handgriff mit oder ohne Episiotomie den Kopf herauszudrücken.
Was verstehen Sie unter KRISTELLERschem Handgriff?	Einen kräftigen Druck mit beiden auf den Fundus gelegten Händen während der Wehentätigkeit.
In welchen Fällen kommt ein solcher Eingriff besonders in Betracht?	Da, wo man sieht, daß nur der Vulvaring den Kopf zurückhält oder wo alte Dammrisse oder Dammplastiken zu Narbenbildungen geführt haben, nach deren Spaltung sich meist der von dem unnachgiebigen Narbengewebe zurückgehaltene Kopf leicht herauspressen läßt.

b) Verhalten bei Hinterhauptslage und nicht erfüllten Vorbedingungen.

Lehrer	Schüler
Nehmen wir an, der Tastbefund wäre der gleiche wie bei dem eben im Phantom eingestellten kindlichen Kopf, aber der Muttermund wäre erst kleinhandtellergroß, was werden Sie dann bei Gefahr für Mutter oder Kind tun können?	Ich darf den Muttermund durch Incisionen spalten.
Wie legt man die Incisionen an?	Ich mache 4 Incisionen in den beiden Diagonalen rechts vorn, links vorne, rechts hinten und links hinten oder eine y-förmige Incision rechts vorn, links vorn, und in der Mitte hinten.

Lehrer:	Schüler:
Warum dürfen Sie das bei noch engerem Muttermund in der Praxis nicht tun?	Weil die Gefahr des Cervixrisses und der daraus resultierenden Blutung zu groß ist.
Was werden Sie tun, wenn die Mutter in Gefahr, der kindliche Kopf matschig ist, die übrigen Vorbedingungen aber erfüllt sind?	Ich werde nicht die Zange, sondern den Kranioklasten anlegen und extrahieren.

II. Hintere Hinterhauptslage.

Werden alle Hinterhauptslagenkinder mit der Einstellung kleiner Fontanelle vorn geboren oder kommen auch Abweichungen davon vor?	Ja, es kann sich der Kopf so drehen, daß die kleine Fontanelle nach hinten kommt, also eine sog. hintere Hinterhauptslage entsteht.
Was fühlen Sie hier?	Die Pfeilnaht im geraden Durchmesser, die kleine Fontanelle am tiefsten in der Kreuzbeinhöhle, die große Fontanelle hinter der Symphyse.
Um was handelt es sich also?	Um eine hintere Hinterhauptslage.
Womit kann die hintere Hinterhauptslage verwechselt werden?	Mit der Vorderhauptslage.
Wodurch unterscheiden sich diese beiden?	Bei der hinteren Hinterhauptslage steht das Hinterhaupt und die Gegend der kleinen Fontanelle in der Führungslinie am tiefsten, bei der Vorderhauptslage hingegen das Vorderhaupt und die Gegend der großen Fontanelle.
Hat das eine praktische Bedeutung?	Ja. Das größte Durchtrittsplanum bei der hinteren Hinterhauptslage ist der suboccipitale bregmatikale Kopfumfang und beträgt 32, bei der Vorderhauptslage ist es der

Lehrer:	**Schüler:**
	frontooccipitale Umfang, der 34 cm beträgt.
Was folgt daraus für den Durchtritt des Kopfes und die Gefährdung der mütterlichen Weichteile?	Der Durchtritt ist schwieriger bei der Vorderhauptslage und bei ihr sind auch die Weichteile in wesentlich höherem Maße gefährdet als bei der hinteren Hinterhauptslage.
Kann die hintere Hinterhauptslage spontan geboren werden?	Ja.
Wie erfolgt die Geburt des kindlichen Kopfes?	Sie kann auf 2 Arten erfolgen. Erstens: Die Pfeilnaht kann sich noch um 180° drehen, so daß die Geburt in gewöhnlicher Hinterhauptslage erfolgt. Diese Drehung kann sogar erst bei schon in der Vulva sichtbarem Kopfe eintreten. Zweitens: Die Drehung kann ausbleiben, dann tritt allmählich die große Fontanelle unter die Symphyse und stemmt sich mit ihrer vorderen Spitze am unteren Schoßfugenrand an. Dann erst schneidet das Hinterhaupt über den Damm. Nach der Geburt des Kopfes bis zum Nacken verlegt sich das Hypomochlion in den Damm und Gesicht und Kinn werden unter der Symphyse her geboren.
Ist der spontane Geburtsverlauf bei hinterer Hinterhauptslage ebenso leicht wie bei der gewöhnlichen Hinterhauptslage?	Nein. Die Austreibungszeit dauert gewöhnlich länger.
Ist der Damm bei der hinteren Hinterhauptslage stärker gefährdet als bei der gewöhnlichen Hinterhauptslage, obwohl der größte durchtretende Kopf-	Ja.

Lehrer:	Schüler:
umfang bei beiden der gleiche ist?	
Weshalb?	Bei der hinteren Hinterhauptslage schmiegt sich das Hinterhaupt an den Symphysenausschnitt an und kann bei weiterem Vorrücken an der Symphyse vorbei nach vorne ausweichen, während der Damm nur durch das schmälere Vorderhaupt belastet wird. Bei der hinteren Hinterhauptslage muß dagegen das voluminösere Hinterhaupt in seiner ganzen Breite über den Damm schneiden.
Was werden Sie tun, wenn Sie bei einer Gebärenden eine hintere Hinterhauptslage vorfinden?	Abwarten.
Nur wann werden Sie eingreifen?	Bei Gefährdung von Mutter und Kind.
Welche Art der Entbindung kommt in Frage?	Die Zange.
Wenn Sie aus mütterlicher oder kindlicher Indikation die Zange anlegen, welchen der beiden angegebenen Geburtsmechanismen werden Sie nachkommen?	Ich werde den Kopf in hinterer Hinterhauptslage entwickeln.
Weshalb werden Sie den Kopf nicht mit der Zange auf dem Beckenboden drehen und die hintere Hinterhauptslage in eine gewöhnliche vordere Hinterhauptslage verwandeln?	Weil in der Hand des Praktikers schwere Weichteilverletzungen häufig die Folge sind.
Wenn Sie in hinterer Hinterhauptslage entwickeln, wie werden Sie dann die Zange anlegen?	In typischer Weise.

Lehrer:	Schüler:
Wie werden Sie die Zange zum Schluß bringen, welche Zugrichtung werden Sie nehmen?	Im queren Durchmesser des mütterlichen Beckens. Ich werde mit der geschlossenen Zange sofort in die zweite und dritte Position gehen.
Warum?	Im Gegensatz zur Hinterhauptslage, wo das Hypomochlion den Punkt des tiefsten Winkels darstellt und sich fast von selbst anstemmt befindet sich bei der hinteren Hinterhauptslage das Hypomochlion auf einem Kreisbogen. Es würde sich deshalb bei Zug in der Richtung der Zangengriffe unnötig nach der Stirn oder Nasenwurzel hin verschieben.
Wie verfahren Sie nach Entwicklung des Hinterhauptes weiter?	Ich senke die Zangengriffe aus der 3. über die 2. in die 1. Position zurück und entwickle dadurch Stirn und Gesicht unter der Symphyse.

III. Vorderhauptslage.

Welchen Befund erheben Sie?	Vorliegender Teil ist der Kopf.
Wo steht die Leitstelle?	Drei Querfinger breit unterhalb der Linea interspinalis.
Wie weit ist der Muttermund eröffnet?	Vollständig.
Ist die Blase gesprungen?	Ja.
Wo steht die große und wo die kleine Fontanelle?	Die große Fontanelle steht vorn, die kleine Fontanelle hinten im mütterlichen Becken.
Welche Fontanelle steht tiefer?	Die große Fontanelle steht tiefer als die kleine Fontanelle.
Welcher Teil des Kopfes geht also in der Führungslinie voran?	Das Vorderhaupt.
Um was für eine Kopflage handelt es sich?	Um eine Vorderhauptslage.

Lehrer:	Schüler:
Kann die Vorderhauptslage spontan geboren werden?	Ja.
Wie erfolgt die Geburt des kindlichen Kopfes?	Gelegentlich kann sich auch bei der Vorderhauptslage der Kopf noch so drehen, daß die große Fontanelle sich nach hinten begibt und dabei die kleine Fontanelle tiefer und nach vorne tritt, so daß die Geburt in gewöhnlicher Hinterhauptslage erfolgt. Meist aber wird der kindliche Kopf in Vorderhauptslage geboren.
Wie ist dann der Austrittsmechanismus?	Der kindliche Kopf tritt so weit herunter, bis die Glabella sich an den unteren Rand der Symphyse als Hypomochlion anstemmt. Es folgt dann eine Drehung um den queren Durchmesser des kindlichen Kopfes, bis das Hinterhaupt bis zum Nacken über dem Damm geboren ist. Nach der Geburt dieses halben kindlichen Kopfes verlegt sich das Hypomochlion an den Damm. Nun findet wiederum eine Drehung um den queren Durchmesser des kindlichen Kopfes statt, bis unter der Symphyse Gesicht und Kinn geboren ist.
Geht die Geburt des Kindes in Vorderhauptslage mit spontanen Geburtskräften ebenso leicht vor sich wie bei der Hinterhauptslage?	Nein, die Geburt dauert gewöhnlich viel länger.
Woher kommt das?	Entsprechend der ungünstigeren Einstellung des Kopfes, der mit seinem größeren Umfange durch das Becken hindurchtreten muß, wirken sich die Widerstände des Geburtskanals in erhöhtem Maße aus, und die Drehbewegungen des Kopfes im Geburtsmechanismus (SELLHEIM) sind erschwert.

Lehrer:	Schüler:
Welches ist der größte durchtretende Kopfumfang bei Vorderhauptslage ?	Das Planum fronto-occipitale mit 34 cm.
Ist bei der Geburt in Vorderhauptslage der Damm mehr gefährdet wie bei der Hinterhauptslage ?	Ja. 1. Weil der Kopf mit dem größten Umfang durchtritt, und 2. weil, wie bei hinterer Hinterhauptslage, das breite Hinterhaupt über dem Damm schneiden muß.
Was werden Sie tun, wenn Sie zu einer Geburt gerufen werden, bei der der oben angegebene Tastbefund vorliegt ?	Abwarten.
Nur wann werden Sie eingreifen ?	Bei Gefährdung von seiten der Mutter, des Kindes oder beider.
Sind die Vorbedingungen zur typischen Zange hier gegeben ?	Ja, denn der kindliche Kopf steht fest und tief im Becken, der Muttermund ist vollständig eröffnet, die Pfeilnaht verläuft im graden Durchmesser des mütterlichen Beckens.
Wenn Sie aus mütterlicher oder kindlicher Indikation die Zange anlegen und extrahieren, welchen von beiden oben angegebenen Geburtsmechanismus werden Sie nachahmen ?	Ich werde auf die Drehung verzichten und das Kind in Vorderhauptslage entwickeln.
Wie werden Sie die Zange zum Schluß bringen ?	Im queren Durchmesser des mütterlichen Beckens.
In welcher Richtung werden Sie ziehen ?	Steht die Glabella bereits als Hypomochlion unter der Symphyse, so wird die geschlossene Zange angehoben und sofort in 2. und 3. Position übergegangen, damit sich nicht das Hypomochlion verschiebt und die Gegend der Nasenwurzel als Hypomochlion anstemmt. Ist dagegen die Glabella noch nicht unter der Symphyse eingestellt, so wird in erster Position so lange gezogen, bis das der Fall ist.

Lehrer:	Schüler:
	Dann wird in 2. und 3. Position übergegangen, bis das Hinterhaupt bis zum Nacken über dem Damm geboren ist. Ich werde dann rückdrehend, aus der 3. durch die 2. in die 1. Position mit den Zangengriffen zurückgehen, bis unter der Symphyse das Gesicht bis zum Kinn geboren ist.
Wie entwickeln Sie Schulter und Becken des Kindes?	In gleicher Weise wie bei Hinterhauptslage.

IV. Stirnlage.

Was fühlen Sie bei der inneren Untersuchung?	Ich fühle die Stirnnaht und erkenne sie daran, daß ich von der getasteten Naht nach der Symphyse hin an die Nasenwurzel nach hinten an die große Fontanelle komme.
Um welche Lage handelt es sich also?	Um eine Stirnlage.
Wann sprechen wir von einer Stirnlage?	Wenn der tiefste Punkt des vorangehenden Kopfes auch nach seinem Eintritt in das Becken und nach gesprungener Blase von der Stirn gebildet wird.
Ist die Stirnlage häufig?	Nein. Sie kommt auf ungefähr 2—3000 Geburten 1 mal vor.
Kann die Stirnlage spontan geboren werden?	Ja. Meist wird sie so geboren, daß sich die Gegend der Nasenwurzel unterhalb der Symphyse als Hypomochlion anstemmt und dann der Kopf mit dem großen maxillo-occipitalen Durchmesser durch die Vulva schneidet.
Ist noch ein anderer Geburtsmechanismus möglich?	Ja. Bei Stirnlage wird der Kopf gelegentlich auch so geboren, daß der Kopf im queren Durchmesser durchtritt. Hierbei stemmt sich die eine Jochbein-Schläfengegend unter der Symphyse als Hypomochlion an.

Lehrer:	Schüler:
Wann werden Sie bei der Stirnlage operativ eingreifen ?	Bei Gefährdung von Mutter oder Kind, wenn alle Vorbedingungen erfüllt sind, die Stirnnaht im geraden Durchmesser und die Nasenwurzel unter der Symphyse steht.
Das ist hier der Fall; was tun Sie also ?	Ich werde die Zange anlegen.
Wie legen Sie die Zange an und wie werden Sie den Kopf entwickeln ?	Ich lege sie typisch im queren Durchmesser des Beckens an und gehe, da die Nasenwurzel unter der Symphyse steht, gleich in zweite und dritte Position über, bis das Hinterhaupt geboren ist. Dann senke ich die Zangengriffe und entwickle dadurch das Gewicht unter der Symphyse heraus.
Ist die Zangenentbindung bei Stirnlage besonders schwer ?	Ja. Ganz besonders und manchmal auch bei richtiger Einstellung oft nicht möglich.
Wenn Sie sehen, daß trotz vorsichtigen Kraftaufwandes der Kopf der Zange nicht folgt, was werden Sie tun ?	Ich werde die Perforation ausführen und das Kind mit dem Kranioklasten extrahieren.
Wie werden Sie sich bei falscher Einstellung des kindlichen Kopfes und bei Gefährdung der Mutter verhalten ?	Ich werde gleichfalls perforieren und das Kind mit dem Kranioklasten entwickeln.

V. Gesichtslage.

Was fühlen Sie als vorliegenden Teil ?	Das Gesicht.
Woran erkennt man das Gesicht ?	Am Mund, Kinn, Nase und Orbitalrändern.
Womit kann man die Mundöffnung verwechseln ?	Mit der Afteröffnung.
Wodurch unterscheidet sich die Mundöffnung von der Afteröffnung ?	Die Mundöffnung ist umgeben von den harten Zahnleisten des Unter- und Oberkiefers.

Lehrer:	Schüler:
	Die Afteröffnung dagegen ist weich und man fühlt neben ihr die bewegliche Steißbeinspitze.
Wo steht die Leitstelle des kindlichen Kopfes?	Drei Querfinger breit unterhalb der Linea interspinalis.
Wo steht also das kindliche Gesicht mit seinem größten Umfang?	In der Beckenausgangsebene.
Wie weit ist der Muttermund eröffnet?	Vollständig.
Wo steht das Kinn?	Vorn unter der Symphyse.
Wo steht die große Fontanelle?	Hinten, am Steißbein.
Steht Kinn oder Stirn tiefer im Becken?	Das Kinn.
Wie verläuft die Gesichtslinie?	Im geraden Durchmesser des mütterlichen Beckens.
Was verstehen wir unter Gesichtslinie?	Die Linie, die die Mitte des Kinns mit der Mitte der großen Fontanelle verbindet.
Wieviel Drehungen im Geburtsmechanismus bei der Gesichtslage sind hier schon vollendet?	Zwei Drehungen.
Welche sind diese?	Im Anfang der Geburt stellt sich die Gesichtslage meist zunächst als Stirneinstellung dar, so daß Kinn und große Fontanelle ungefähr gleich hoch stehen. Die Gesichtslinie verläuft im queren Durchmesser des mütterlichen Beckens. Bei der ersten Drehung tritt das Kinn tiefer als die große Fontanelle und es bildet sich dadurch erst die echte Gesichtslage heraus. Bei der zweiten Drehung dreht sich die Gesichtslinie aus dem queren durch den schrägen in den geraden Durchmesser des mütterlichen Beckens, so daß das Kinn nach vorn kommt.

Lehrer:	Schüler:
Welche Drehung muß hier noch vollendet werden?	Die 3. durch den Austritt des Kopfes bedingte Drehung.
Wie verläuft sie unter physiologischen Verhältnissen?	Das kindliche Gesicht tritt so weit tiefer, bis der Kinn-Halswinkel sich an den unteren Rand der Symphyse als Hypomochlion anstemmt. Es folgt dann eine Drehung um den queren Durchmesser des kindlichen Kopfes, bis allmählich Stirn, Vorderhaupt und Hinterhaupt über den Damm schneiden.
Welches ist das Durchtrittsplanum und wie groß ist es?	Es ist eine Ebene, die wir um den submento-occipitalen Durchmesser gelegt denken. Der Umfang ist etwas größer als der bei der normalen Hinterhauptslage, etwa 32 bis 33 cm.
Ist der Damm mehr gefährdet als bei der normalen Hinterhauptslage?	Ja, weil auch hier wie bei der hinteren Hinterhauptslage der breite und harte Hinterkopf über den Damm schneiden muß.
Kann bei der oben angegebenen Einstellung des kindlichen Gesichts die Geburt spontan erfolgen?	Ja.
Was werden Sie also tun, wenn Sie einen derartigen Befund bei einer Gebärenden aufnehmen?	Ich werde abwarten.
Wann werden Sie eingreifen?	Wenn Gefahr von seiten der Mutter oder des Kindes vorliegt.
Sind bei Gefährdung von Mutter oder Kind oder beider in diesem Falle die Vorbedingungen zur typischen Zange erfüllt?	Ja, denn der Kopf steht fest und tief, der Muttermund ist vollständig eröffnet, die Gesichtslinie verläuft im geraden Durchmesser des mütterlichen Beckens, das Kind ist lebend und normal groß.
Besteht eine Gefahr von seiten der Mutter oder des Kindes, was werden Sie tun?	Ich werde mit der Zange extrahieren.

Lehrer:	Schüler:
In welchem Durchmesser werden Sie die Zange anlegen?	Im queren Durchmesser.
Welche Vorsicht werden Sie beim Zangenschluß beachten?	Ich werde die Zange zum Schluß bringen, nachdem ich die Zangengriffe etwas über die erste Position erhoben habe.
Warum?	Wenn ich die Zange mit gesenkten Griffen zum Schluß bringe, so liegt sie falsch am Kopf, kommt mit den Spitzen an den Hals zu liegen und kann hier Druckverletzungen hervorrufen. Hebe ich sie dagegen bis über die erste Position, so faßt sie den Kopf richtig in seiner Längsachse und liegt entsprechend ihrer Kopfkrümmung richtig am Kopfe.
Welche Zugrichtung werden Sie bei der Extraktion einhalten?	Wenn sich der Kinn-Halswinkel bereits als Hypomochlion unter der Symphyse angestemmt hat, wird man sofort beim Anziehen der Zange in 2. und 3. Position übergehen. Ist das nicht der Fall, so werde ich in erster Position so lange ziehen, bis der Kinn-Halswinkel sich an den unteren Rand der Symphyse anstemmt. Dann werde ich mit den Zangengriffen in 2. und 3. Position übergehen, bis über dem Damm der kindliche Kopf bis zum Nacken geboren ist.
Wann werden Sie die Zange abnehmen?	Wenn bei dritter Position der Zange der Nacken geboren ist.
Wie werden Sie den Rumpf des Kindes entwickeln?	Genau wie bei Hinterhauptslage. Ich werde bei erster Gesichtslage das Gesicht nach dem rechten mütterlichen Schenkel drehen und werde die Schulterbreite und Hüftbreite in den geraden Durchmesser des mütterlichen Beckens bringen. Durch entsprechende Drehung um den ge-

Lehrer:	Schüler:
	raden Durchmesser des Schulter- oder Rumpfgürtels werde ich dann die hintere Schulter und die hintere Hüfte über dem Damm schneiden lassen.
Nehmen wir an, der Befund wäre der gleiche wie oben, nur mit der Änderung, daß der Muttermund nicht vollständig, sondern 5-Markstückgroß eröffnet ist. Was werden Sie in der Praxis bei Gefährdung des Kindes tun?	Abwarten.
Wann werden Sie erst eingreifen?	Erst dann, wenn der Muttermund vollständig eröffnet ist.
Nehmen wir an, Sie fühlen bei der Untersuchung bei eröffnetem Muttermund und ins Becken eingetretenem Kopf die Gesichtslinie im geraden Durchmesser (Gesichtslage) und das Kinn *hinten*. Was werden Sie dann tun?	Ich werde abwarten. Eine Gesichtslage mit Kinn nach hinten kann nicht spontan geboren werden. Die Spontangeburt kann jedoch noch so erfolgen, daß sich die Gesichtslinie um 180° dreht und das Kinn nach vorne kommt.
Was werden Sie tun, wenn bei Gesichtslage, Kinn hinten, nun eine Gefährdung der Mutter eintritt?	Dann kann ich die Geburt nur durch Perforation auch des lebenden Kindes beendigen.
Was werden Sie tun, wenn eine Gefährdung des Kindes eintritt?	Auch dann darf ich die Geburt nicht durch die Zange zu beendigen versuchen, sondern muß abwarten, ob sich die Gesichtslinie nicht vielleicht doch noch dreht. Ist das nicht der Fall, so werde ich nach Absterben des Kindes perforieren und extrahieren.

VI. Tiefer Querstand.

Welchen Befund erheben Sie?	Der vorliegende Teil ist der Kopf, erkenntlich an einer Naht.

Lehrer:	Schüler:
Wo steht die Leitstelle?	Drei Querfinger breit unterhalb der Linea interspinalis.
Wo steht also der größte Umfang des kindlichen Kopfes?	In der Beckenausgangsebene.
Wo steht die kleine, wo die große Fontanelle?	Die kleine Fontanelle steht links seitlich, die große Fontanelle rechts seitlich. Kleine und große Fontanelle stehen gleich hoch.
Wie verläuft also die Pfeilnaht?	Im queren Durchmesser des mütterlichen Beckens.
Wie weit ist der Muttermund eröffnet?	Vollständig.
Wie bezeichnen wir diese Stellung des kindlichen Kopfes?	Als tiefen Querstand.
Worin besteht die Abweichung?	Bei normaler Drehung in Hinterhauptslage sind die beiden ersten Drehungen im Geburtsmechanismus der Hinterhauptslage schon vollendet, wenn der kindliche Kopf mit seinem größten Umfang in die Beckenausgangsebene eingetragen ist. Hier dagegen hat der kindliche Kopf mit seinem größten Umfang die Beckenebenen bis zur Beckenausgangsebene zurückgelegt, ohne daß die Drehung eingetreten ist.
Kann die Drehung bei einer solchen Stellung des kindlichen Kopfes mit seinem größten Umfang in der Beckenausgangsebene oder im Durchtrittsschlauch noch durch die spontanen Geburtskräfte nachgeholt werden?	Ja.
Wenn Sie also zu einer Geburt gerufen werden, bei der Sie einen tiefen Quer-	Abwarten.

Lehrer:	Schüler:
stand feststellen, was werden Sie tun?	
Können Sie nicht durch irgendwelche Maßnahmen die erwünschte Drehung der Pfeilnaht aus dem queren in den geraden Durchmesser herbeiführen?	Ja, durch Lagerung der Frau.
Wie werden Sie die Frau lagern?	Zunächst auf die Seite der kleinen Fontanelle, weil dadurch das Tiefertreten der kleinen Fontanelle und damit ihr Tiefertreten nach vorne begünstigt wird.
Wenn dabei die Drehung der Pfeilnaht ausbleibt, können Sie die Frau auch noch anders lagern?	Ja. Auf die entgegengesetzte Seite, besonders in den Fällen, in denen der Rücken von vornherein mehr nach vorne gerichtet ist, weil dadurch der Rücken eine Tendenz bekommt, nach der Seite zu fallen, auf die die Frau gelagert ist, und dadurch auch der Kopf veranlaßt wird, dieser Drehung zu folgen.
Sind dabei alle Hilfsmittel, die Drehung herbeizuführen, erschöpft?	Nein. Ich kann auch versuchen, durch Druck gegen das nach hinten gelegene Scheitelbein in der Nähe des Hinterhauptes direkt einen Druck auf den Kopf auszuüben und kann diesen Druck dadurch unterstützen, daß ich durch die Hebamme den Rücken des Kindes nach der anderen Seite herüberheben lasse.
Wenn alle diese Versuche mißlingen, was werden Sie dann tun?	Weiter abwarten.
Nur wann werden Sie eingreifen?	Wenn eine Gefahr von seiten der Mutter oder des Kindes vorliegt, oder wenn trotz mehrstündigem Abwarten bei guter Wehentätigkeit und Versuchen aller obengenannten anderen Maßnahmen die Drehung der Pfeilnaht nicht erfolgt.

Lehrer:	**Schüler:**
Sind hier die Vorbedingungen zur typischen Zange erfüllt?	Nein.
Warum nicht?	Die Pfeilnaht verläuft nicht im geraden, sondern im queren Durchmesser des mütterlichen Beckens.
Können Sie trotz dieser nicht erfüllten Vorbedingungen die Zange anlegen und extrahieren?	Ja.
Im Gegensatz zu einer typischen Zange sprechen wir dann?	Von einer atypischen Zange.
Was soll das bedeuten?	Daß die Zange nicht entsprechend ihrer Kopfkrümmung an den queren Durchmesser des kindlichen Kopfes angelegt werden kann, und nicht entsprechend ihrer Beckenkrümmung beim Schluß der Zange im queren Durchmesser des mütterlichen Beckens zu liegen kommt.
Was wird das für Folgen haben?	Die Zange wird schlechter am kindlichen Kopf liegen und die mütterlichen Weichteile werden mehr gefährdet sein wie bei der typischen Zange.
Werden wir im Interesse des Kindes derartige Nachteile mit in Kauf nehmen?	Ja, wenn es nicht doch noch gelingt, bei der narkotisierten Frau und damit eingetretener Erschlaffung auch der Beckenbodenmuskulatur durch Druck gegen das hintere Scheitelbein und Umhebelung des Rückens auf die andere Seite die Pfeilnaht in den geraden Durchmesser zu bringen.
Wie verläuft die spontane Geburt beim tiefen Querstand?	Der kindliche Kopf wird sich, während er mit seinem größtem Umfange schon in der Beckenausgangsebene steht, noch so drehen, daß die Pfeilnaht in dem geraden Durchmesser zu liegen kommt, und daß sich

Lehrer:	Schüler:
	dann der Kopf entsprechend dem Austrittsmechanismus der Hinterhauptslage entwickelt.
Kann die Spontangeburt nicht auch noch auf andere Weise erfolgen?	Ja. Bei weitem Becken, schlaffen Weichteilen, kleinem Kopf und Rundköpfen kann der Durchtritt auch so erfolgen, daß sich die Schläfen-Scheitelbeingegend unter die Symphyse anstemmt und der Kopf dann mit querverlaufendem Durchmesser hindurchtritt.
Wenn Sie aus mütterlicher oder kindlicher Indikation eingreifen müssen, welchen Geburtsmechanismus werden Sie dann nachahmen?	Ich werde die Pfeilnaht in den geraden Durchmesser drehen und das Kind in Hinterhauptslage entwickeln.
Wie würden Sie die Zange anlegen, wenn Sie nur auf die Kopfkrümmung der Zange Rücksicht nehmen?	Im geraden Durchmesser des mütterlichen Beckens, weil die Kopfkrümmung nur dem queren Durchmesser des mütterlichen Beckens angepaßt ist.
Ist dies möglich?	Nein, weil es der Beckenkrümmung der Zange widerspricht.
Wie würden Sie die Zange anlegen, wenn Sie nur auf die Beckenkrümmung der Zange Rücksicht nehmen?	Im queren Durchmesser des mütterlichen Beckens.
Ist dies möglich?	Nein, weil dieses zu sehr der Kopfkrümmung der Zange widerspricht.
Wie helfen Sie sich?	Ich lege die Zange im schrägen Durchmesser des mütterlichen Beckens an.
Wohin muß beim Schließen der Zange die Konkavität der Beckenkrümmung der Zange gerichtet sein?	Nach der Seite des Hinterhauptes, hier also nach links vorn, weil die Zange so gedreht werden muß, daß die kleine Fontanelle nach vorn kommt.
Wohin kommt der linke Zangenlöffel?	Links hinten im mütterlichen Becken.

Lehrer:	Schüler:
Wohin der rechte?	Rechts vorn.
Welchen Löffel legen Sie zunächst ein?	Den Löffel, der nach vorne kommt in diesem Falle also den rechten.
Warum weichen Sie hier von der Regel ab, entsprechend dem Bau der Zange den linken Löffel zuerst anzulegen?	Der rechte Löffel, der hier nach rechts vorn kommt, ist schwerer anzulegen, als der linke, da zwischen kindlichem Kopf und mütterlichem Becken rechts vorn wenig Platz ist. Wir legen deswegen den rechten vorderen Löffel zuerst an, ehe der Platz im Becken schon durch den im Becken liegenden linken Löffel noch mehr beengt ist.
Wie legen Sie den vorderen Löffel an?	Ich führe ihn mit gesenktem Griff direkt an Ort und Stelle ein, oder ich führe ihn, wenn das Schwierigkeiten macht, in typischer Weise mit erhobenem Griff ein und lasse den Löffel nach vorne hin wandern.
Wenn Sie den rechten Löffel als ersten und den linken als zweiten anlegen, können Sie dann die Zange ohne weiteres ins Schloß bringen?	Nein, sondern ich muß zuerst die Löffel kreuzen.
Was werden Sie nach Schluß der Zange tun?	Nach Schluß der Zange werde ich mich überzeugen, ob Weichteile der Mutter eingeklemmt sind, und wenn das nicht der Fall ist, unter Zug mit der Zange solange rotieren, bis die kleine Fontanelle vorn unter der Symphyse steht.
Wie liegt nach der Rotation des Kopfes die Zange?	Es gibt 2 Möglichkeiten. Entweder dreht sich der Kopf schon etwas beim Zangenschluß, so daß eine Drehung der Zange mit dem Kopf um 45° genügt, bis die Pfeilnaht im geraden Durchmesser steht. In diesem Falle kann ich sofort die Entwicklung des Kopfes anschließen. Oder der Kopf dreht sich nicht

Lehrer:	Schüler:
	schon beim Schließen der Zange, so daß ich die Zange mit dem Kopf um volle 90° drehen muß. Dann liegt nach der Rotation des Kopfes die Zange im entgegengesetzten schrägen Durchmesser und kann nicht sofort zur Extraktion benutzt werden.
Was werden Sie dann tun?	Ich werde die Zange abnehmen, sie zum 2. Male als typische Zange anlegen und wie bei der gewöhnlichen Hinterhauptslage in erster Position so lange ziehen, bis der Nacken des kindliches Kopfes sich am unteren Rand der Symphyse als Hypomochlion anstemmt, werde dann mit den Griffen in 2. und 3. Position übergehen, bis der kindliche Kopf geboren ist.
Wo machen sich mit Vorliebe die mütterlichen Weichteilverletzungen nach der Rotation der Zange bemerkbar?	In der linken und rechten seitlichen Scheidenwand.
Sind das die einzigen Weichteilschädigungen, die bei der atypischen Zange häufig zur Beobachtung kommen?	Nein. Mit der Zerreißung der Scheide treten auch häufig sehr weitgehende Einrisse und Abrisse in den vorderen Partien des M. levator ani (Levatorschenkel) ein.
Sind diese Zerreißungen stets mit starken Blutungen verbunden?	Nein. Gerade diese Verletzungen bluten oft verhältnismäßig wenig und entgehen deshalb häufig dem Operateur.
Kann der muskuläre Beckenboden auch bei Intaktbleiben der Vagina in gleicher Weise zerrissen werden?	Ja.
Haben solche Zerreißungen eine Bedeutung für die Frau?	Ja. Das bedeutet schwere funktionelle Schädigungen des Stützapparates der Generationsorgane und

Lehrer:	Schüler:
	begünstigt vor allen Dingen die spätere Entstehung großer Prolapse.
Wie erfolgt die Geburt des Rumpfes des Kindes?	Wie bei der gewöhnlichen Hinterhauptslage.

Zweiter tiefer Querstand.

Wie ist der Tastbefund?	Leitstelle des kindlichen Kopfes steht 3 Querfinger breit unterhalb der Linea interspinalis, kleine Fontanelle rechts seitlich, große Fontanelle links seitlich. Pfeilnaht verläuft im queren Durchmesser. Kleine und große Fontanelle stehen gleich hoch. Muttermund ist vollständig eröffnet.
Um welche Lage handelt es sich hier?	Um einen 2. tiefen Querstand.
Wenn aus materner oder fetaler Indikation die Zangenextraktion durchgeführt werden muß, in welchem Durchmesser werden Sie die Zange zum Schluß bringen?	Im schrägen Durchmesser des mütterlichen Beckens.
Wohin kommt der linke Zangenlöffel?	Links vorn.
Wohin der rechte?	Rechts hinten.
Welchen Zangenlöffel werden Sie zuerst einführen?	Den, der nach vorn kommt, hier also linken.
Wie werden Sie die Zange einführen, wenn Sie den linken Zangenlöffel nach vorn bringen?	Ich werde den Zangenlöffel mit gesenktem Griff einführen. Mißlingt das, so werde ich ihn mit erhobenem Griffe in typischer Weise einführen, ihn dabei aber nach links vorn wandern lassen.
Müssen Sie auch hier beim Schließen der Zange die Löffel kreuzen?	Nein.

Lehrer:	Schüler:
Wie werden Sie die Rotation und Extraktion ausführen?	Ich werde die Zange unter Zug im Sinne des Uhrzeigers so lange drehen bis die kleine Fontanelle vorn ist. Dann ziehe ich in erster Position so lange, bis der Nacken des Kindes am unteren Rand der Symphyse sich als Hypomochlion anstemmt und gehe in zweite und dritte Position über, bis der kindliche Kopf geboren ist.

VII. Hoher Querstand.

a) Der Kopf hat mit dem größten Umfang die Beckeneingangsebene passiert.

Was fühlen Sie?	Die Leitstelle des knöchernen Kopfes steht einen Querfinger unter der Interspinallinie, kleine Fontanelle links, große Fontanelle rechts. Muttermund vollständig eröffnet, Blase gesprungen.
Warum betonen Sie Leitstelle des knöchernen Schädels?	Die Entfernung des tiefsten Punktes des knöchernen Schädels von seinem größten Umfang ist etwas kleiner als die von der Interspinallinie zur Linea innominata. Hat der Kopf also mit dem tiefsten Punkt des knöchernen Schädels, wie hier die Interspinallinie, etwas nach unten hin überschritten, so hat auch der Kopf mit dem größten Umfang die Beckeneingangsebene passiert. Würde man sich nun nach dem tiefsten Punkte einer vielleicht großen Kopfgeschwulst orientieren, so könnte das zu großen Irrtümern über den Stand des größten Umfanges des kindlichen Kopfes zur Beckeneingangsebene führen.
Worauf müssen Sie deshalb, um solchen Irrtü-	Ich muß gleichzeitig bei der inneren Untersuchung mit der anderen

Lehrer:	Schüler:
mern zu entgehen, noch besonders achten?	Hand nachfühlen, ob der oberhalb des einen Schambeinastes stehende kindliche Kopfanteil im Laufe der Geburt tiefer getreten ist oder nicht. Ist er nicht tiefer getreten, so kann der Tiefstand der Leitstelle in der Führungslinie nur durch Konfiguration oder Kopfgeschwulst, aber nicht durch Vorrücken des Kopfes selbst bedingt sein.
Wie bezeichnen Sie diesen Befund?	Hohen Querstand.
Wie wird er geboren?	Wie bei normalen Verhältnissen, indem die kleine Fontanelle tiefer tritt und sich nach vorne dreht. Nur ist der Geburtsablauf in solchen Fällen gewöhnlich stark verlangsamt.
Wodurch ist der hohe Querstand meist bedingt?	Durch ein relatives Mißverhältnis zwischen kindlichem Kopf und mütterlichem Becken, das nur ein langsames Vorrücken des kindlichen Kopfes zur Folge hat.
Kann dieser hohe Querstand spontan geboren werden?	Ja.
Was werden Sie deshalb bei einem derartigen Befunde tun?	Abwarten.
Wenn nun eine Gefährdung von Mutter oder Kind eintritt, können Sie dann schon die Geburt beendigen?	Ja.
In welcher Weise?	Mit der Zange.
Wie nennt man diese Zange?	Die Zange am hochstehenden Kopf.
Wie legen Sie die Zange an?	Ich kann die klassische Zange nur so anlegen, daß sie entsprechend ihrer Beckenkrümmung im Becken liegt.

Lehrer:	Schüler:
Warum?	Würde ich sie entsprechend ihrer Kopfkrümmung an den Kopf legen, so müßte der eine Löffel nach vorne, der andere nach hinten kommen, das ist bei dem Bau der klassischen Zange unmöglich.
Wenn Sie also mit der klassischen Zange die Entbindung vornehmen wollen, wie werden Sie sie vornehmen?	So, daß der linke Löffel über das Hinterhaupt, der rechte über Stirn und Gesicht zu liegen kommt.
Wenn Sie sich überzeugt haben, daß Weichteile der Mutter nicht erfaßt sind, und der Kopf dem Probezug folgt, in welcher Richtung werden Sie dann ziehen?	Mit stark gesenktem Griff nach unten.
Wie lange?	Bis aus dem hohen Querstand ein tiefer Querstand erzeugt ist, bis also die Leitstelle des Kopfes im Beckenausgang steht.
Wie werden Sie dann weiter verfahren?	Ich werde die Zange abnehmen und die Weiterentwicklung nach den Regeln der atypischen Zange beim 1. tiefen Querstand vornehmen.
Wie oft nüssen Sie also die klassische Zange beim hohen Querstand anlegen?	Mindestens 2mal, häufig 3mal.
Gibt es ein anderes Instrument, bei dem nur ein einmaliges Anlegen notwendig ist?	Ja. Die KIELLANDsche Zange.
Wie legen Sie diese Zange an?	Stets so, daß der Kopf biparietal gefaßt wird, und daß dabei die Konkavität der Beckenkrümmung ihrer Löffel nach dem Hinterhaupt sieht.
Welcher Löffel wird zuerst angelegt?	Stets derjenige, der nach vorne, also symphysenwärts, zu liegen kommt, in diesem Falle demnach der rechte.

Lehrer:	Schüler:
Wie wird der vordere Löffel angelegt?	Hier besteht ein grundsätzlicher Unterschied von der klassischen Zange. Der Löffel wird mit stark erhobenem Griff so eingeführt, daß die Konkavität seiner Kopfkrümmung gegen die Symphyse gerichtet ist. In dieser Haltung wird der Löffel unter Senkung des Griffes soweit hochgeführt, bis die Partie zwischen Löffel und Griff, der sog. Halsteil der Zange, in der Vulva verschwindet.
Was müssen Sie dann tun?	Dann wird das eingeführte Zangenblatt um 180° so gedreht, daß die zunächst symphysenwärts gerichtete Konkavität dem Kopfe anliegt.
Nach welcher Seite hin drehen Sie?	Ich drehe so, daß die Beckenkrümmung des Löffels nach dem Hinterhaupt gerichtet ist.
Woran erkennen Sie, daß der Löffel tatsächlich so liegt?	Daran, daß die an dem Zughaken befindlichen Knöpfe nach dem Hinterhaupt zu gerichtet sind.
Wie legen Sie den hinteren Zangenlöffel ein?	Ich führe ihn mit gesenktem Griff an der Hinterwand des Beckens und dem Promontorium vorbei in die Höhe.
Ist das Anlegen dieser Zange vollkommen ungefährlich?	Nein. Bei Umdrehungen des vorderen Zangenlöffels sind Durchbohrungen der Uteruswand beobachtet worden.
Was können Sie zur Vermeidung dieser Gefahr tun?	Ich darf bei starker Überdehnung des unteren Uterinsegmentes und drohender Uterusruptur die Zange nicht mehr anwenden und muß stets den Eingriff in tiefer Narkose und ohne jede Gewaltanwendung ausführen.
Kann auch das Kind durch diese Zange mitgefährdet werden?	Ja. Es ist gelegentlich ein Mitfassen der Nabelschnur beobachtet worden.

Lehrer:	**Schüler:**
Ist die Anwendung der KIELLANDschen Zange trotzdem berechtigt?	Ja, weil sie unter richtiger Indikation und mit Vorsicht angewendet gerade in Fällen von hohem Querstand den Eingriff häufig erleichtert.
Weshalb?	Weil der Kopf im biparietalen Durchmesser besser gefaßt ist, den Drehungsbewegungen der Zange leichter folgt und weil die Zange nicht wieder abgenommen und neu angelegt zu werden braucht.
Wie ist die Technik der Zangenentwicklung?	Ich ziehe mit stark gesenkten Griffen nach unten und führe gleichzeitig eine Drehbewegung in dem Sinne aus, daß die kleine Fontanelle nach vorne kommt.
Wie vollzieht sich dabei der Durchtritt des Kopfes?	Nach außen genau so wie bei der typischen Zange, nur dürfen die Griffe der Zange nicht so stark erhoben werden.

b) Der Kopf hat mit seinem größten Umfange die Beckeneingangsebene noch nicht passiert. Es besteht ein Mißverhältnis zwischen Kopf und mütterlichem Becken (Kranioklasie).

Was fühlen Sie?	Die Leitstelle des kindlichen Kopfes steht zwei bis drei Querfinger breit oberhalb der Linea interspinalis, die kleine Fontanelle ist links seitlich, die große Fontanelle rechts seitlich zu fühlen. Die große Fontanelle steht etwas tiefer als die kleine. Der Kopf ist mit einem kleinen Segment fest in den Beckeneingangsring eingetreten; der Muttermund ist vollständig eröffnet, die Blase ist gesprungen. Das vorspringende Promontorium ist leicht zu erreichen. Das Kreuzbein ist wenig gewölbt nach hinten abgewichen, die Kreuzbeinspitze mit dem Steißbein nach

Lehrer:	Schüler:
	vorne leicht abgeknickt, der Beckenausgang ist erweitert.
Liegt hier ein normaler Geburtsmechanismus vor?	Nein.
Warum nicht?	Wenn sich die Frau wie hier in der Austreibungsperiode befindet, der Muttermund vollständig eröffnet, die Blase gesprungen ist, so sollte der kindliche Kopf schon mit seinem größten Umfang durch die Beckeneingangsebene durchgetreten sein.
Wodurch kann das Nichteintreten des kindlichen Kopfes in das kleine Becken bedingt sein?	a) Durch ein Mißverhältnis zwischen kindlichem Kopf und mütterlichem Becken. b) Durch falsche Einstellung des kindlichen Kopfes.
Welche falsche Einstellung des kindlichen Kopfes könnte in Betracht kommen?	Die hochgradige vordere oder hintere Hinterscheitelbeineinstellung.
Liegt eine solche Einstellung hier vor?	Nein, denn die Pfeilnaht verläuft quer in der Mitte zwischen Symphyse und Promontorium.
Liegt hier ein Mißverhältnis zwischen kindlichem Kopf und mütterlichem Becken vor?	Ja.
Ist der Kopf zu groß?	Nein.
Ist das Becken zu eng?	Ja. Es handelt sich um ein plattes Becken.
Wie groß ist die Conjugata obstetrica?	8,5 cm.
Wie haben Sie diese gemessen?	Sie ist festgestellt. a) durch direkte Messung der Conjugata obstetrica mit dem BYLICKI-GAUSSschen Beckenmesser, b) durch indirekte Messung und Schätzung der Größe der Conjugata obstetrica aus der leicht meßbaren

Lehrer:	Schüler:
	Conjugata diagonalis unter Abzug von etwa $1^1/_2$–2 cm.
Kann bei einem einfach platten Becken mit einer Conjugata obstetrica von 8,5 cm jetzt noch die spontane Geburt des kindlichen Kopfes erfolgen?	Ja.
Was werden Sie daher zunächst tun, wenn Sie zu einer solchen Geburt gerufen werden und diese Einstellung fühlen?	Abwarten.
Wie lange werden Sie abwarten?	Es liegen zwei Möglichkeiten vor. 1. Der kindliche Kopf tritt bald tiefer. Dann ist seine Leitstelle unterhalb der Linea interspinalis zu fühlen. Der kindliche Kopf hat dann mit seinem größten Umfang die Beckeneingangsebene überwunden und seine weitere Geburt geht spontan vor sich. 2. Der Kopf tritt selbst nach stundenlangen kräftigsten Preßwehen nach dem Blasensprung in der Austreibungsperiode mit seiner Leitstelle nicht tiefer.
	Das Verhalten ist hier verschieden in der klinischen und außerklinischen Geburtshilfe.
Tritt der kindliche Kopf auch nach stundenlangem Zuwarten bei kräftigen Preßwehen nach dem Blasensprung mit seiner Leitstelle nicht tiefer, was werden Sie dann tun?	
Was werden Sie in der außerklinischen Geburtshilfe tun?	Ich werde warten, bis eine Gefahr von seiten der Mutter — wie Schwellung der äußeren Geschlechtsteile, blutiger Urin, Temperatursteigerung usw. — eintritt.
Was werden Sie dann tun?	Ich werde die Perforation und Kranioklasie auch des lebenden Kindes ausführen.

Lehrer:	Schüler:
Was werden Sie tun, wenn beim Zuwarten nicht die Mutter, sondern das Kind in Gefahr kommt?	Ich werde, wenn der kindliche Kopf erst mit einem kleinen Segment im Beckeneingangsring steht, ruhig weiter zuwarten.
Warum werden Sie bei gefährdetem Kind nicht die Zange anlegen?	Weil die Zange kein Instrument ist, um das bestehende Mißverhältnis zwischen kindlichem Kopf und mütterlichem Becken auszugleichen.
Wie würde man eine derartige Zange nennen?	Die hohe Zange.
Wodurch unterscheidet sich also die hohe Zange von der Zange am hochstehenden Kopf?	Wir verstehen unter hoher Zange die Zangenanlegung an einem Kopf, der mit seinem größten Umfang noch oberhalb der Beckeneingangsebene, unter der Zange am hochstehenden Kopf dagegen eine Zange, bei der der größte Umfang bereits unterhalb der Beckeneingangsebene steht.
Warum werden Sie nicht die Wendung auf den Fuß mit nachfolgender Extraktion ausführen?	Weil lange Zeit nach dem Blasensprung und Einwirkung kräftiger Preßwehen das Kind nicht mehr die genügende Beweglichkeit in der Gebärmutter hat.
Was werden Sie in der klinischen Geburtshilfe tun?	Wenn nach stundenlangem Abwarten und Beobachtung des Geburtsverlaufes in der Austreibungsperiode nach dem Blasensprung sich in mir die Überzeugung gefestigt hat, daß der kindliche Kopf nicht weiter mit einem größeren Segment in den Beckeneingangsring eintritt, so werde ich möglichst vor Gefährdung der Mutter den cervicalen Kaiserschnitt ausführen.
Warum dürfen Sie nicht so lange warten wie in der außerklinischen Geburtshilfe, bis die Mutter in Gefahr ist?	Weil sich bei fiebernder Mutter der Mortalitätsprozent des cervicalen Kaiserschnittes wesentlich erhöht.

Lehrer:	Schüler:
Worauf sollen Sie deshalb in all den Fällen als praktischer Arzt besonders achten, bei denen evtl. eine Überführung in die Klinik zwecks Ausführung des Kaiserschnittes in Frage kommt?	Ich soll möglichst jede vaginale Untersuchung unterlassen und auch verhindern, daß sie von der Hebamme vorgenommen wird. Die nötigen Untersuchungen sollen nur durch äußere Handgriffe und rectal erfolgen.
Warum?	Weil ich bei der vaginalen Untersuchung, auch wenn ich nach der nötigen Desinfektion der Hände und Überziehen eines sicher sterilen Gummihandschuhes die Übertragung von Eigenkeimen der Frau von Vulva und Introitus nach oben hin nicht vermeiden kann.
Käme in der klinischen Geburtshilfe nicht auch die Symphysiotomie oder die Hebosteotomie in Frage?	Nein, da es sich hier um eine Erstgebärende handelt. Die Symphysiotomie und Hebosteotomie sind vorbereitende Operationen die die Spontangeburt durch Erweiterung des Beckens ermöglichen sollen. Sie sind am besten nur angezeigt bei Mehrgebärenden und bei diesen auch nur dann, wenn ein geringer Raumzuwachs genügt, um den spontanen Eintritt des kindlichen Kopfes in das mütterliche Becken zu ermöglichen, wenn also das Mißverhältnis zwischen kindlichem Kopf und mütterlichem Becken nur ein geringes ist.
Wo liegt auf Grund der Erfahrungen am Gebärbett beim einfach platten Becken die untere Grenze der spontanen Gebärmöglichkeit eines ausgetragenen normal großen Kindes?	Bei einer Conjugata obstetrica von etwa 7,5 cm.
Was werden Sie bei einer Conjugata obstetrica unter	Ich werde in der außerklinischen Geburtshilfe bei der Unsicher-

Lehrer:	Schüler:
7,5 cm tun, wenn der kindliche Kopf erst mit einem kleinen Segment in den Beckeneingangsring eingetreten, der Muttermund vollständig eröffnet und die Blase gesprungen ist?	heit der Schätzung der Größe der Conjugata obstetrica aus der gemessenen Größe der Conjugata diagonalis den Blasensprung zunächst abwarten. Tritt auch dann der kindliche Kopf trotz der Preßwehen nicht tiefer und kann ich die Frau keiner Klinik überweisen, so werde ich, ohne eine Gefährdung der Mutter abzuwarten, die Perforation und Kranioklasie auch des lebenden Kindes ausführen.
Wie geschieht das?	Ich nehme zunächst den BLOTschen Dolch, lasse mir den Kopf von außen fest auf das Becken aufpressen und stoße dann den Dolch durch eine Fontanelle oder Naht in die Schädelhöhle hinein. Dann spreize ich die beiden Branchen des Dolches und ziehe ihn unter drehenden Bewegungen vorsichtig wieder aus der Schädelhöhle heraus.
Was erreichen Sie durch das Spreizen und Drehen des gespreizten Dolches?	Dadurch wird die Perforationsöffnung genügend erweitert. Das mit einer Kornzange gründlich zerstörte Gehirn kann leichter abfließen und ich kann den mittleren Teil meines nun anzulegenden Instrumentes ungehindert in die Schädelhöhle einführen.
Welches Instrument benützen Sie?	Den 3 blättrigen ZWEIFELschen Kephalo-Kranioklasten.
Welches Blatt führen Sie zuerst ein?	Das mittlere. Ich taste mich damit zunächst an die Hinterhauptschuppe und gleite auf ihrer glatten Fläche zum Foramen magnum, in das ich dann das zugespitzte, mit einem Schraubengewinde versehene mittlere Blatt einbohre.
Woran erkennen Sie, daß das Blatt richtig liegt?	Eine Abbildung der Spitze befindet sich auf dem Griff des Blattes,

Lehrer:	Schüler:
	so daß ich daran immer erkennen kann, wie es nach meinen bohrenden Umdrehungen liegt. Es liegt richtig, wenn die Konvexität der Spitze zum Hinterhaupt gerichtet ist.
Welches Blatt legen Sie dann an?	Das kürzere der beiden anderen Blätter, das über das Hinterhaupt zu liegen kommt und das auf dem Griff die Zahl 1 trägt.
Wie machen Sie das?	Während ein Assistent oder die Hebamme das bereits eingeführte mittlere Blatt stark dammwärts gesenkt hält, gehe ich mit der einen ganzen Hand (in diesem Falle von l. Schädellage mit der rechten) hoch hinauf in die Scheide und führe unter ihrer Leitung den Löffel zwischen meiner Hand und dem kindlichen Kopf ein, indem ich den Griff dabei so stark wie möglich dammwärts senke.
Was müssen Sie dann tun?	Da dieser Löffel das Schloß trägt, kreuze ich die beiden Griffe und bringe sie ins Schloß. Dann lege ich am Ende der Griffe die Flügelschraube an und ziehe die Schraube so lange an, bis die beiden Griffe aneinanderliegen, und der am mittleren Blatt befindliche Riegel eingehakt werden kann.
Wie fahren Sie weiter fort?	Ich nehme nun die Flügelschraube wieder ab, die mir sonst beim Einführen des 2. Löffels hinderlich sein kann, und führe den Löffel, der die Zahl 2 auf dem Griff trägt, mit der rechten Hand unter stärkster Senkung des Griffes ein, indem ich wieder mit der hoch in die Scheide eingeführten linken Hand die Weichteile schütze.

Lehrer:	Schüler:
Worauf müssen Sie beim Anlegen des zweiten Blattes besonders achten?	Darauf, daß es hoch genug hinaufgeführt wird.
Warum?	Weil nur dann der Löffel den Ober kiefer richtig mitfaßt und weil nur dann eine Zertrümmerung der Schädelbasis garantiert wird, die für die Verkleinerung des kindlichen Schädels besonders wichtig ist.
Wie verfahren Sie weiter, wenn Sie auch den zweiten Löffel eingeführt haben?	Ich lege nun wieder die Flügelschraube an und ziehe die Schraube langsam drehend so weit an, bis alle 3 Griffe aneinander genähert sind. Dabei erfolgt die Zertrümmerung der Schädelbasis.
Wie entwickeln Sie nun den zertrümmerten Kopf?	Da durch das Zusammenschrauben der Löffel von rechts nach links der Durchmesser des kindlichen Kopfes von vorn nach hinten verbreitert ist und so nicht durch den im geraden Durchmesser verengten Beckeneingang hindurchgezogen werden kann, drehe ich das Instrument um 90° so, daß der Hinterhauptslöffel nach vorne kommt und ziehe in dieser Haltung den Kopf mit stark gesenkten Griffen bis auf den Beckenboden herunter. Dann wird das Instrument wieder um 90° zurückgedreht und nun der Kopf herausgeleitet.
Wie entwickeln Sie den Rumpf?	In der typischen, auch sonst üblichen Weise.
Wie wird man dagegen in der klinischen Geburtshilfe verfahren?	In der klinischen Geburtshilfe brauche ich, vorausgesetzt, daß ich die Größe der Conjugata obstetrica mit dem Bylicki-Gaussschen Bekkenmesser genau bestimmt habe, den Blasensprung nicht abwarten, sondern kann hier die günstigen Chancen benutzen und den Kaiserschnitt schon bei stehender Blase ausführen.

Lehrer:	Schüler:
Was werden Sie tun bei einer Conjugata obstetrica von 5,5 cm?	Ich muß sowohl in der außerklinischen wie in der klinischen Geburtshilfe den Kaiserschnitt ausführen.
Warum können Sie in der außerklinischen Geburtshilfe nicht den Kaiserschnitt durch die Perforation und Klanioklasie des Kindes ersetzen?	Weil bei einer Conjugata obstetrica unterhalb 6,0 cm auch das zerstückelte Kind nicht mehr oder nur mit starker Gefährdung der Mutter durch den Geburtskanal hindurchzuziehen ist.
Was werden Sie tun bei einer Conjugata obstetrica von 5,5 cm, wenn Sie erst zur Geburt gerufen werden bei stinkendem Fruchtwasser und hochfiebernder Frau?	Ich werde in der außerklinischen und klinischen Geburtshilfe den Porroschen Kaiserschnitt ausführen, um die mit hoher Wahrscheinlichkeit im Wochenbett zu erwartende septische Infektion nach Möglichkeit auszuschalten.

VIII. Hoher Gradstand.

Was fühlen Sie?	Der Muttermund ist eröffnet, die Blase gesprungen, der Kopf ist nur mit einem kleinen Segment ins kleine Becken eingetreten, die Pfeilnaht verläuft im geraden Durchmesser, die kleine Fontanelle steht vorn.
Wie heißt diese Einstellung?	Hoher Gradstand.
Welche beiden Arten von hohem Gradstand kennen Sie?	Die Positio occipitalis pubica und Positio sacralis.
Kann der hohe Gradstand spontan geboren werden?	Ja.
Wie erfolgt die Spontangeburt?	Bei der Spontangeburt ist der Geburtsverlauf ein sehr langsamer und kann auf 2 Arten erfolgen. a) Meistens so, daß die Pfeilnaht sich im schrägen oder im queren Durchmesser einstellt, der Kopf dann in

Lehrer:	Schüler:
	typischer Weise in das Becken eintritt und sich die Pfeilnaht dann wieder in den geraden Durchmesser zurückdreht. Hierbei kommt die kleine Fontanelle meist nach vorn, so daß der Kopf in gewöhnlicher Hinterhauptslage geboren wird. Sie kann sich aber auch nach hinten drehen, so daß eine hintere Hinterhauptslage entsteht.
	b) Der Kopf tritt mit gerade verlaufender Pfeilnaht in das Becken ein und durch das Becken durch.
Verlangt deshalb der hohe Gradstand ohne weiteres einen operativen Eingriff?	Nein. Es wird beim hohen Gradstand abgewartet.
Eine operative Umwandlung des hohen Gradstandes in eine andere Lage ist nur wann nötig?	Wenn von vornherein eine Gesichts- oder Stirnlage besteht, ein enges Becken vorhanden ist (falsche Einstellung des Kopfes bei engem Becken) oder wenn der Kopf nach dem Blasensprung nicht eintritt.
Welche Lage werden Sie in solchen Fällen am besten herstellen?	Eine unvollkommene Fußlage mit Vorfall des vorderen Fußes.
Wenn die Wendung nicht mehr möglich ist und das Kind noch lebt, was können Sie dann versuchen?	Den Kegelkugelhandgriff nach LIEPMANN. Er besteht darin, daß man den Kopf mit der vollen Hand faßt und ihn aus dem hohen Gradstand in einen Querstand bringt. Er wird dabei so gedreht, daß die kleine Fontanelle nach der Seite des Rückens zu stehen kommen muß.
Was werden Sie tun, wenn auch das nicht gelingt?	Bei lebendem Kinde weiter abwarten, falls nicht eine drohende Uterusruptur zur Perforation zwingt. Ist das Kind abgestorben, so werde ich gleichfalls sofort den Kopf perforieren und das Kind extrahieren, wenn der Muttermund eröffnet oder mindestens handtellergroß ist.

IX. Steißlage.

Lehrer:	Schüler:
Was fühlen Sie?	Vorliegender Teil ist der Steiß.
Woran erkennen Sie den Steiß?	a) Bei stehender Blase und fehlender Steißgeschwulst am Kreuzbein und der Steißbeinspitze. b) Nach gesprungener Blase und Ausbildung einer Steißgeschwulst an der Afteröffnung.
Womit können Sie die Afteröffnung verwechseln?	Mit der Mundöffnung.
Wodurch unterscheiden sich beide?	Die Mundöffnung ist umgeben von Kieferknochen, die Afteröffnung von Weichteilen.
Wo steht die Leitstelle des Steißes?	Zwei Querfinger breit unterhalb der Linea interspinalis.
Wo steht also der kindliche Steiß mit dem größten Umfang?	Ungefähr in der Beckenenge.
Wie verläuft die Afterkerbe?	Im queren Durchmesser des mütterlichen Beckens.
Was verstehen Sie unter Afterkerbe?	Die Linie, die die Mitte des Steißbeines mit der Mitte der Symphyse verbindet.
Wie verläuft die Hüftenbreite?	Im geraden Durchmesser des mütterlichen Beckens.
Wie weit ist der Muttermund eröffnet?	Vollständig.
Kann die Steißlage spontan geboren werden?	Ja.
Wie erfolgt die spontane Geburt des Steißes?	Es tritt der Steiß soweit herunter, bis sich die vordere Hüfte an den unteren Rand der Symphyse anstemmt. Dann erfolgt eine Drehung um den geraden Durchmesser des kindlichen Beckens, bis die hintere Hüfte über den Damm schneidet.
Wie ist der Geburtsmechanismus beim Durchtritt des Bauches?	Der Umfang des Bauches ist so gering, daß dieser keinen besonderen Geburtsmechanismus durchmacht.

Lehrer:	Schüler:
Wie erfolgt der Durchtritt des Schultergürtels?	Der Schultergürtel tritt soweit herunter, bis die vordere Schulter sich an den unteren Rand der Symphyse als Hypomochlion anstemmt, dann erfolgt eine Drehung um den geraden Durchmesser des Schultergürtels, bis die hintere Schulter über den Damm schneidet.
Wie erfolgt die Geburt des nachfolgenden kindlichen Kopfes?	Beim Eintreten des kindlichen Kopfes mit seinem größten Umfange in die Beckeneingangsebene verläuft die Pfeilnaht des kindlichen Kopfes im queren Durchmesser der Beckeneingangsebene. Dann dreht sich beim Eintritt des kindlichen Kopfes in die Beckenenge und in die Beckenausgangsebene die Pfeilnaht aus dem queren durch den schrägen in den geraden Durchmesser des mütterlichen Beckens. Der Nackenhalswinkel stemmt sich an den unteren Rand der Symphyse als Hypomochlion an. Nun findet eine Drehung um den queren Durchmesser des kindlichen Kopfes statt, bis über dem Damm Kinn, Nase und Stirn geboren sind.
Welcher Durchmesser passiert als größter die Schamspalte der Mutter?	Der suboccipitobregmatikale Durchmesser.
Wenn Sie zur Geburt gerufen werden und finden den eben angegebenen Tastbefund, was werden Sie tun?	Abwarten.
Wann werden Sie eingreifen?	Wenn eine Gefahr von seiten der Mutter oder des Kindes vorliegt.
Worin bestehen die Gefahren der Mutter?	Die gleichen Gefahren wie bei der Kopflage.
Woran erkennen Sie die Gefahr des Kindes?	An dem dauernden Sinken der kindlichen Herztöne unter 100 und dauerndem Steigen über 160.

Lehrer:	Schüler:
Warum ist hier nicht wie bei der Kopflage der Abgang von mekoniumhaltig. Fruchtwasser ein Zeichen des gefährdeten Kindes ?	Weil bei Beckenendlagen der Mekoniumzapfen mechanisch durch Druck des elastischen Scheidenschlauches auf die Bauchwand des Kindes ausgedrückt werden kann.
Worin bestehen die Vorbedingungen bei der Extraktion am Beckenende ?	a) Der Muttermund muß vollständig eröffnet sein; b) es darf kein Mißverhältnis zwischen kindlichem Kopf und mütterlichem Becken bestehen; c) die Blase muß gesprungen sein.
Sind diese Vorbedingungen hier im gegebenen Falle erfüllt ?	Ja.
Wenn Sie bei gegebener Indikation und erfüllter Vorbedingung die Extraktion bei Steißlage ausführen, wie werden Sie diese technisch erledigen ?	Ich gehe mit dem Zeigefinger in die vordere Hüftbeuge ein und ziehe den Steiß soweit herunter, bis sich die vordere Hüfte an den unteren Rand der Symphyse anstemmt. Ich gehe dann mit dem Zeigefinger der anderen Hand in die nach hinten gelegene Hüftbeuge ein und hebe den Steiß über den Damm. Unter gleichzeitigem Druck der Hebamme von oben ziehe ich dann den kindlichen Rumpf so weit heraus, bis der untere Rand der nach vorn liegenden Scapula in der Schamspalte erscheint. Dann fühle ich nach, ob die Arme die normale Haltung beibehalten haben, d. h. über der Brust gekreuzt sind, oder ob sich beim Zuge am Beckenende die Arme emporgeschlagen haben.
Warum werden Sie gleichzeitig einen Druck auf den Fundus uteri durch die Hebamme ausführen lassen ?	Weil ich gerade dadurch das unerwünschte Hochschlagen der Arme verhüten kann.
Haben die Arme die normale Haltung behalten, wie werden Sie dann die Ex-	Ich werde den Rumpf des Kindes stark nach hinten dammwärts drücken, bis sich die vordere Scapula

Lehrer:	Schüler:
traktion weiter ausführen?	unter der Symphyse anstemmt. Ich werde dann den Rumpf heben, bis die hintere Schulter bis zum Halse über dem Damm erschienen ist (Armlösung nach MÜLLER).
Was werden Sie tun, wenn bei diesem Verfahren die Arme nicht geboren werden, oder wenn sie ihre normale Haltung über der Brust verloren und sich in die Höhe geschlagen haben?	Ich werde die klassische Armlösung anwenden.
Welchen Arm holen Sie zunächst herunter?	Den hinteren Arm, indem ich mit Daumen, Zeigefinger, Mittelfinger der einen Hand und zwar bei 1. Steißlage der rechten, bei 2. Steißlage der linken an der hinteren Flanke des Kindes hinaufgehe, den Arm des Kindes mit Mittel- und Zeigefinger bis zum Ellbogen schiene und ihn mit einer gleichzeitig wischenden Bewegung über Gesicht und Brust herunterhole.
Wie lösen Sie den vorderen Arm?	Ich muß zunächst den vorderen Arm nach hinten bringen. Dazu lege ich meine beiden Hände breit um die seitlichen Thoraxwände, so daß die Daumen parallel zur Wirbelsäule und neben ihr gelegen sind, und drehe dann das Kind unter stopfenden Bewegungen so um 180° herum, daß dabei der Rücken des Kindes an der Symphyse vorbeigeht. Dann gehe ich genau wie bei der Lösung des ersten Armes jedoch mit Daumen, Zeigefinger und Mittelfinger meiner anderen Hand ein und streife den linken Arm des Kindes herunter.
Warum können Sie die Lösung des vorderen Armes	Weil dort im mütterlichen Becken kein genügender Platz ist.

Lehrer:	Schüler:
nicht ausführen, wenn der Arm noch vorn an der Symphyse liegt?	
Wie entwickeln Sie den kindlichen Kopf?	Da durch die Extraktion am Rumpf, trotz Druck der Hebamme auf den kindlichen Kopf von den Bauchdecken aus, der Kopf des Kindes seine Flexion eingebüßt hat, so gehe ich in diesem Falle mit dem Zeigefinger der Hand, mit der ich den letzten Arm gelöst habe, in den Mund des Kindes ein und ziehe das Kinn des Kindes wieder nach unten gegen die Brust. Jetzt lege ich Zeigefinger und Mittelfinger der andern Hand über die Schultern des Kindes, ziehe unter gleichzeitiger Rotation des Kinnes nach hinten den Kopf so weit herunter, bis der Nacken des Kindes sich an den unteren Rand der Symphyse als Hypomochlion anstemmt. Dann trete ich zur Seite und entwickle unter Rotation des kindlichen Kopfes um seinen queren Durchmesser allmählich Kinn, Nase und Stirn über den Damm.
Wie nennen wir diesen Handgriff?	Den VEIT-SMELLIEschen Handgriff.
Welchen Nachteil hat dieser Handgriff?	Beim Übergreifen über die Schulter des Kindes kann bei ungenügender Vorsicht die Zeigefinger- und Mittelfingerspitze an die Supraclaviculargrube des Kindes zu liegen kommen. Es kann dann durch Druck des Plexus gegen die erste Rippe die sog. ERBsche Lähmung entstehen.
Wie können Sie den Druck auf den Plexus verhüten?	Dadurch, daß ich mit dem Finger möglichst weit nach vorne über die Clavicula herübergreife.

Lehrer:	Schüler:
Wenn der Kopf noch nicht ganz in das Becken eingetreten ist, welchen Handgriff werden Sie dann ausführen?	Den Martin-Wiegand-Winckelschen Handgriff.
Worin besteht dieser?	Ich übe nicht, wie bei dem Veit-Smellieschen Handgriff, mit dem Zeigefinger und Mittelfinger meiner rechten Hand einen Zug am Schultergürtel aus, sondern ich lege meine Hand oberhalb der Symphyse auf den kindlischen Kopf und drücke durch die Bauchdecken hindurch den kindlichen Kopf ins kleine Becken hinein und dann nach außen, indem die linke Hand wieder die Rotation des Kinnes nach hinten ausführt.
Wie können Sie sich diesen Handgriff erleichtern?	Ich lege meine Hände auch bei hochstehendem Kopf genau so an wie beim Veit-Smellieschen Handgriff, bewerkstellige das Hineinbringen des Kopfes aber nicht durch Zug mit der über die Schulter gelegten Hand, sondern lasse ihn durch die Hebamme nach Art des Martin-Wiegand-Winckelschen Handgriffes hineindrücken.
Was hat das für einen Vorteil?	Ich kann dann gleich mit dem Veit-Smellieschen Handgriff den eingepreßten Kopf besser vollständig entwickeln.
Ist die digitale Extraktion am Steiß eine leichte Aufgabe?	Nein! Sie kann auf fast unüberwindliche Hindernisse stoßen bei engen Weichteilen und großem Steiß.
Welche Maßnahme können Sie dann zur Extraktion des Steißes treffen?	Ich kann an Stelle meines Zeigefingers einen stumpfen Steißhaken von vorn über die vordere Hüfte des Kindes bringen und nun vermittels des Steißhakens extrahieren.

Lehrer:	Schüler:
Können Sie den Steißhaken auch anders anlegen?	Ja, unter Anwendung des Küstnerschen Steißhakens in die hintere Schenkelbeuge.
Was hat das für Nachteile und Vorteile?	Es hat den kleinen Nachteil, daß der Steißhaken schwieriger anzulegen ist, aber den großen Vorteil, daß bei Zug an dem in die hintere Schenkelbeuge eingeführten Steißhaken die Abbiegung der kindlichen Wirbelsäule nach vorne im Sinne der natürlichen Abbiegung des Geburtskanals nach vorne wesentlich erleichtert wird.
Welches Instrument können Sie an Stelle des Steißhakens benutzen?	Ich kann vermittels des Bungeschen Schlingenführers ein elastisches Gummiband über die vordere oder über beide Hüften herüberführen und nun mit diesem extrahieren.
Welchen Nachteil haben diese instrumentellen Hilfen gegenüber der digitalen Extraktion?	Sie können leichter Frakturen des Oberschenkels, Epiphysenlähmung und Weichteilverletzungen des Kindes bis zur Läsion des Nervus femoralis machen.
Welche weitere instrumentelle Hilfe können Sie verwenden, die diesen Nachteil vermeidet?	Die Zange am Steiß.
In welchem Durchmesser des Beckens werden Sie die Zange zum Schluß bringen, wenn der Steiß mit seinem größten Umfange im Beckenausgang steht und die Afterkerbe im queren Durchmesser verläuft?	Im queren Durchmesser des mütterlichen Beckens.
Wie werden Sie extrahieren?	Ich ziehe mit der Zange den Steiß so weit herunter, bis sich die vordere Hüfte an den unteren Rand der Symphyse als Hypomochlion anstemmt, gehe dann mit den Zangen-

Lehrer:	Schüler:
	griffen aus der ersten in die zweite und dritte Position, bis der Steiß mit seiner hinteren Hüfte über dem Damm der Mutter geschnitten ist.
Ist die Zange am Steiß eine korrekte geburtshilfliche Operation?	Nein, weil die Zange in ihrer Kopfkrümmung nur dem queren Durchmesser des kindlichen Kopfes, aber nicht dem kindlichen Steiß angepaßt ist.
Was können Sie hier noch tun, wenn Sie auf alle instrumentelle Hilfe verzichten wollen?	Ich werde einen einseitigen tiefen Scheiden-Dammschnitt anlegen.
Warum wird dann die Extraktion erleichtert?	Ich komme leichter an den Steiß heran und kann ihn zunächst auch noch etwas weiter in gerader Richtung nach unten ziehen, ehe ich ihn nach vorne hin abbiege.
Könnten Sie nicht allen Schwierigkeiten dadurch entgehen, daß Sie sich einen Fuß oder beide Füße herunterholen?	Nein. Das Herunterholen eines oder beider Füße ist nur solange erlaubt und ohne die Gefahr einer Fraktur des Oberschenkels möglich, als der Steiß noch über dem Becken steht oder im Becken so beweglich ist, daß man ihn noch aus dem kleinen Becken hinausdrängen kann.
Nehmen wir an, Sie wären zu der Steißlage erst gerufen, wenn der Steiß bereits im Durchschneiden ist, was werden Sie dann tun?	Abwarten.
Werden Sie nicht an dem durchschneidenden Steiß extrahieren?	Nein.
Warum nicht?	Weil die günstigste Haltung des Kindes beim spontanen Durchtritt gewährleistet wird, während bei Zug am Steiß sich die Arme leichter hochschlagen können.
Müssen Sie trotzdem darauf gefaßt sein, bei wei-	Ja. Wenn auch die Spontangeburt bei Steißlage meistens von

Lehrer:	Schüler:
terem Ablauf der Geburt Hilfe leisten zu müssen?	selbst erfolgt, so kann doch das Kind, nachdem es bis zu den Schultern geboren ist, steckenbleiben.
Was haben Sie also dann zu tun?	Ich habe die Lösung der Arme und des Kopfes vorzunehmen.
Wie geschieht das?	Genau so wie bei der Extraktion.
Wie nennt man diesen Eingriff?	Die Steißlagenhilfe.

X. Fußlage.

Vorliegender Teil?	Der Fuß.
Woran erkennen Sie den Fuß?	An den Zehen und am Calcaneus.
Womit können wir den Fuß verwechseln?	Mit der Hand.
Wodurch unterscheidet sich Hand vom Fuß?	Der Daumen läßt sich gegen die Volarfläche der Hand, dagegen läßt sich die große Zehe nicht gegen die Planta pedis opponieren. Außerdem fühlt man an dem Fuß den stark vorspringenden Calcaneus.
Wohin öffnet sich hier die Kniekehle?	Nach links.
Infolgedessen liegt welche Fußlage vor?	Eine erste Fußlage.
Wohin sieht die große Zehe, wohin die kleine?	Die kleine Zehe liegt vorn, die große hinten.
Welcher Fuß liegt also vor?	Der linke Fuß.
Um was für eine Beckenendlage handelt es sich?	Um eine I. unvollkommene Fußlage mit Vorfall des vorderen Fußes.
Was werden Sie tun?	Abwarten.
Wenn Sie bei gegebenen Vorbedingungen und Gefährdung des Kindes extrahieren, wie werden Sie dies technisch ausführen?	Ich werde am kindlichen Bein mit beiden Händen in erster Position so lange ziehen, bis sich die vordere linke Hüfte an den unteren Rand der Symphyse als Hypomochlion anstemmt; ich werde dann möglichst bald mit dem Zeigefinger meiner

Lehrer:	Schüler:
	rechten Hand in die nach hinten gelegene rechte Hüftbeuge eingehen und unter gleichmäßigem Zug meiner linken und rechten Hand die rechte Hüfte über dem Damm entwickeln.
Wie erfolgt die weitere Extraktion des Kindes?	Nach den oben bei der Steißlage gegebenen Maßnahmen.
Welche Extraktion ist leichter, die bei Fußlage oder die bei Steißlage?	Die Extraktion bei unvollkommener Fußlage.
Können Sie sich diese Erfahrung bei vorhandener Steißlage zunutze machen?	Ja! Wir können hieraus eine relative Indikation zur Herstellung einer unvollkommenen Fußlage mit Vorfall des vorderen Fußes ableiten bei noch über dem Beckeneingangsring beweglich stehendem kindlichen Steiß. Wir können bei hochstehendem kindlichen Steiß eingehen und den vorderen Fuß des Kindes herunterschlagen. Der Eingriff ist ein so einfacher, daß er auch ohne materne oder fetale Indikation als sog. relative Indikation zur Verbesserung der kindlichen Lage ausgeführt werden darf.

XI. Querlage.

a) Dorsoanteriore Querlage.

Was fühlen Sie?	Das kleine Becken ist leer.
Was fühlen Sie beim Weiterhinaufgehen als vorliegenden Teil?	Die Schulter.
Woran erkennen Sie diese?	An dem dreieckigen Knochen der Scapula mit der vorspringenden Spina, an der röhrenförmigen Clavicula auf der entgegengesetzten Seite und den zwischen diesen beiden Knochen gelegten Rippen.
Wohin schließt sich die Achselhöhle?	Nach der rechten mütterlichen Seite.

Lehrer:	Schüler:
Wo liegt also der kindliche Kopf?	Auf der rechten Darmbeinschaufel.
Wie nennen wir eine solche Lage?	Eine zweite Querlage.
Wie steht die Scapula zur Clavicula?	Die Scapula liegt vorn, die Clavicula hinten.
Welche Unterabteilung der zweiten Querlage haben wir also hier?	Eine dorsoanteriore Querlage.
Wie weit ist der Muttermund eröffnet?	Fünfmarkstückgroß.
Steht die Blase noch?	Ja!
Sind Mutter oder Kind in Gefahr?	Nein.
Kann eine Querlage spontan geboren werden?	Nein.
Was müssen Sie also tun?	Ich muß aus der Querlage eine Geradlage, sei es Kopf- oder Beckenendlage, herstellen, die spontan geboren werden kann.
Werden Sie also auch **ohne** Gefährdung der Mutter und des Kindes einen Eingriff machen?	Ja, die Lage des Kindes an und für sich indiziert einen Eingriff.
Werden Sie in diesem Fall **sofort** aus der Querlage eine Längslage herstellen?	Ja! Ich werde die Beweglichkeit des Kindes bei stehender Fruchtblase benutzen, um aus der Querlage die Kopflage durch **äußere** Handgriffe herzustellen.
Wie nennen wir diese Wendung?	Äußere Wendung.
Warum stellen Sie bei der äußeren Wendung aus der Querlage eine Kopflage her und nicht eine Beckenendlage?	Weil wir mit den äußeren Handgriffen eine bessere Handhabe am kindlichen Kopf als am kindlichen Steiß haben und daher den kindlichen Kopf besser dahin dirigieren können, wohin wir ihn wollen, nämlich in den Beckeneingangsring, und weil die Geburt in Kopflage die gün-

Lehrer:	**Schüler:**
	stigsten Aussichten für Mutter und Kind gibt.
Was sagt Ihnen nach ausgeführter äußerer Wendung auf den Kopf die Erfahrung am Gebärbett?	Die Erfahrung sagt uns, daß der kindliche Kopf stets die Tendenz hat, wieder dorthin abzuweichen, woher er gekommen ist, also in diesem Falle auf die rechte Darmbeinschaufel.
Wie können Sie dieses Abweichen des kindlichen Kopfes auf die rechte Darmbeinschaufel verhindern?	Durch Lagerung der Kreißenden.
Wie werden Sie in diesem Fall die Frau lagern?	Auf die rechte Seite.
Wenn die Lagerung der Frau allein nicht genügt, was können Sie dann zur Fixation des kindlichen Kopfes im Beckeneingangsring tun?	Ich werde den Leib bandagieren und nach Ausführung der Wendung in Kopflage die Blase sprengen, wenn bereits eine gute Wehentätigkeit vorhanden ist, die den Fortgang der Geburt gewährleistet.
Können Sie dann die Frau, da jetzt eine normale Kopflage vorliegt, verlassen?	Nein!
Wann dürfen Sie die Frau verlassen?	Wenn der Kopf durch die Wehen so weit herunter getreten ist, daß die Leitstelle des kindlichen Kopfes unterhalb der Linea interspinalis zu tasten ist.
Ist die Blasensprengung bei fünfmarkstückgroßem Muttermund ein für Mutter und Kind gleichgültiger Eingriff?	Nein. Der frühzeitige Blasensprung führt zwar unter Umständen auch zur Beschleunigung der Geburt, kann sie aber auch verzögern, macht die Wehen schmerzhaft und leistet der Infektion Vorschub, wenn nach der Blasensprengung die Geburt sich noch lange hinzieht.
Werden Sie diese möglichen Nachteile trotzdem in Kauf nehmen?	Ja. Sofern eben eine gute Wehentätigkeit vorhanden ist.

Lehrer:	Schüler:
Ist Ihnen die äußere Wendung bei fünfmarkstückgroßem Muttermund und bei stehender Blase mißlungen, wie es häufig bei fetten und spannenden Frauen vorkommt, was werden Sie dann tun?	Ich werde zunächst abwarten.
Was könnten Sie, falls Sie über die nötige Technik verfügen, noch tun, um einen zu frühen Blasensprung möglichst zu verhüten?	Ich könnte einen Kolpeurynter einführen.
Wenn Sie das nicht tun, wie lange werden Sie dann abwarten?	Wenn möglich so lange, bis bei der Mehrgebärenden der Muttermund handtellergroß, bei der Erstgebärenden vollständig eröffnet ist.
Warum werden Sie so lange abwarten?	Weil beim Versagen der äußeren Wendung dann durch innere Handgriffe eine Beckenendlage hergestellt werden muß. Hierbei kann die Nabelschnur leicht von der wendenden inneren Hand gedrückt werden oder vorfallen, das Kind also in Gefahr kommen. Wir sind aber nur dann in der Lage, das gefährdete Kind sofort nach der Wendung zu extrahieren, wenn der Muttermund vollständig eröffnet ist.
Welches Ereignis kann Sie trotzdem zwingen, schon vor vollständiger Eröffnung des Muttermundes die Wendung auszuführen?	Wenn die Fruchtblase schon spontan vor der vollständigen Eröffnung des Muttermunds springt.
Angenommen, der Tastbefund ergäbe, daß der Muttermund vollständig eröffnet, und die Blase gesprungen wäre, und es bestände zweite dorsoante-	Ich werde die rechtzeitige sog. innere Wendung ausführen, und zwar sofort.

Lehrer:	Schüler:
riore Querlage. Was werden Sie tun?	
Was verstehen wir unter rechtzeitiger, innerer Wendung?	Eine Wendung, bei der wir mit der ganzen Hand in die Scheide und mit der ganzen Hand in die Gebärmutter eingehen.
Welche Lage werden Sie bei der inneren Wendung aus der zweiten dorsoanterioren Querlage herstellen?	Eine unvollkommene Fußlage mit Vorfall des vorderen Fußes.
Warum nicht eine Kopf- oder Steißlage.	Weil die hauptsächlich manipulierende innere Hand nur am Bein des Kindes die nötige Handhabe hat, um es in das kleine Becken der Frau herunterzuziehen.
Bei der zweiten dorsoanterioren Querlage gehen Sie mit welcher Hand in die inneren Genitalien ein?	Mit der rechten Hand, während die andere Hand auf den Fundus drückt.
Wenn Sie sich so die Frucht mit der äußeren Hand durch Druck auf den Fundus uteri sich entgegengedrückt haben, und mit der inneren Hand an die Schulter gelangt sind, welche Manipulationen führen Sie dann mit der äußeren und der inneren Hand aus?	Ich verfahre folgendermaßen: Sobald die innere Hand an die Schulter gelangt ist, dränge ich mit ihr die Schulter in die Höhe und nach der Seite hin, auf der der Kopf liegt, während gleichzeitig die äußere Hand den Kopf nach oben abdrängt. (1. Akt der Wendung.) Dann wechselt zuerst die äußere Hand ihren Platz und drückt den Steiß nach dem Beckeneingang zu. Nun erst geht die innere Hand an der Flanke des Kindes entlang bis zum Steiß und dann über den Steiß und Oberschenkel bis zum Unterschenkel des unteren Beines. (2. Akt der Wendung.)
Warum wechselt zuerst die äußere Hand den Platz und dann erst die innere?	Wenn die innere Hand zuerst die Schulter loslassen würde, so könnte die Schulter wieder in den Beckeneingang hineinsinken.

Lehrer:	Schüler:
Wie fahren Sie dann weiter fort?	Wenn ich den unteren Fuß erfaßt habe, geht zunächst die äußere Hand an den Kopf des Kindes zurück, und während diese Hand den Kopf in den Fundus hinaufdrängt, zieht die innere Hand den gefaßten Fuß herunter. (3. Akt der Wendung.)
Wann ist die Wendung als gelungen anzusehen?	Wenn nach Anziehen des Fußes das Knie in der Vulva erscheint.
Welchen Fuß holen Sie in diesem Fall herunter?	In diesem Falle hole ich den linken Fuß herunter, da er der untere ist.
Welche Beckenendlage haben Sie dann hergestellt?	Aus der 2. dorso-anterioren Querlage eine 1. unvollkommene Fußlage mit Vorfall des vorderen Fußes.
Warum soll man den Fuß erst dann herunterholen, wenn der Kopf in den Fundus hinaufgeschoben ist?	Weil, solange der Kopf auf der einen Beckenschaufel und der Steiß auf der anderen liegt, das Bein sich nicht bis zum Knie herausleiten läßt und dann die Herstellung einer Geradlage nicht erfolgt ist.
Werden Sie an diese Wendung gleich die Exstirpation anschließen?	Ja.
Warum, obwohl eine Indikation seitens der Mutter oder des Kindes nicht vorliegt?	Obwohl eine Lage hergestellt ist, die spontan geboren werden kann, werde ich die Extraktion anschließen, weil die Frau sich in Narkose befindet, das Kind erfahrungsgemäß häufig durch die Wendung geschädigt wird, und weil in diesem Falle die Vorbedingung, d. h. die Eröffnung des Muttermundes, erfüllt ist.
Warum führen Sie zu dieser Wendung die Narkose aus?	Bei der Wendung ohne Narkose werden die meisten Frauen pressen, und es können durch die Manipulationen auch Wehen ausgelöst werden. Dadurch wird die Umdrehung des Kindes erschwert, und es besteht die Gefahr, daß kleine Teile

Lehrer:	Schüler:
	vorfallen, vor allem die Nabelschnur. Nur in tiefer Narkose und dadurch bedingter Entspannung des Uterus und der Bauchdecken ist eine glatte und für Mutter und Kind ungefährliche Wendung möglich.
Warum erzielen Sie nicht eine vollkommene Fußlage, sondern eine unvollkommene?	Weil bei der unvollkommenen Fußlage die mütterlichen Weichteile durch den heraufgeschlagenen Fuß besser für den schnellen Durchtritt des nachfolgenden kindlichen Kopfes geweitet werden.
Warum erzielen Sie eine unvollkommene Fußlage mit Vorfall des vorderen und nicht des hinteren Fußes?	Weil bei Herstellung einer unvollkommenen Fußlage mit Vorfall des hinteren Fußes eine Schwierigkeit bei der Extraktion dadurch entstehen kann, daß sich bei der Zugrichtung am hinteren Fuß die vordere Hüfte mit dem emporgeschlagenen Bein auf der Symphyse verfängt.
Wenn Sie nun sehen, daß sie versehentlich den rechten Fuß heruntergeholt haben, was werden Sie dann tun?	Dann werde ich noch einmal eingehen und auch den vorderen Fuß herunterholen und an beiden Füßen extrahieren.
Woran erkennen Sie am heruntergeholten Fuß, ob es der vordere oder hintere ist?	Es ist immer der vordere Fuß, wenn die kleine Zehe nach der Symphyse, die große Zehe dammwärts sieht, und es ist immer umgekehrt der hintere Fuß, wenn die große Zehe nach der Symphyse und die kleine nach dem Damm zu liegt.
Springt bei der ersten dorsoanterioren Querlage die Blase, wenn der Muttermund knapp kleinhandtellergroß ist, Sie also noch nicht mit der ganzen Hand in die Gebärmutter ein-	Hier habe ich zwei Möglichkeiten. Ich kann entweder so lange warten, bis der Muttermund vollkommen eröffnet ist, um dann sofort Wendung und Extraktion in einer Sitzung auszuführen, oder aber ich führe schon bei noch nicht genügend eröffnetem

Lehrer:	Schüler:
dringen können, was werden Sie dann tun?	Muttermund die Wendung aus, um wenigstens eine gebärfähige Lage hergestellt zu haben.
Wie nennen wir eine derartige Wendung, bei der nur 2 Finger in die Gebärmutter eingehen können?	Wir nennen diese Wendung die vorzeitige oder kombinierte Wendung.
Werden Sie bei der vorzeitigen, kombinierten Wendung auf den Kopf oder das Beckenende wenden?	Ich werde auch hier nach Möglichkeit eine unvollkommene Fußlage mit Vorfall des vorderen Fußes herstellen.
Wie werden Sie im übrigen bei der kombinierten Wendung verfahren?	Genau so wie bei der inneren Wendung. Ich führe auch hierbei die ganze Hand in die Scheide ein, kann aber die übrigen Manipulationen am Kinde nur mit 2 Fingern ausführen.
Werden Sie der Wendung gleich die Extraktion anschließen?	Nein!
Warum nicht?	Weil die Vorbedingungen nicht erfüllt sind.
Wenn das Kind bei der Wendung in Gefahr ist, der Muttermund aber erst fünfmarkstück- bis kleinhandtellergroß eröffnet ist, werden Sie dann der Wendung die Extraktion anschließen?	Nein, weil die Extraktion bei unvollständig eröffnetem Muttermund eine zu große Gefahr für die Mutter bedeutet.
Warum?	Weil es hierbei sehr leicht zu Cervixrissen kommt, bei denen größere Gefäßäste zerreißen und tödliche Blutungen eintreten können.
Wovon werden Sie es abhängig machen, ob Sie gleich durch vorzeitige Wendung eine gebärfähige Lage herstellen, oder ob Sie warten, bis der Mutter-	Für das Kind sind die Aussichten günstiger, wenn man Wendung und Extraktion in einer Sitzung ausführen kann. Deshalb ist es im allgemeinen vorteilhaft, so lange zu warten, bis man die rechtzeitige

Lehrer:	**Schüler:**
mund eröffnet ist, um gleichzeitig wenden und extrahieren zu können?	Wendung ausführen kann. Möglich ist das aber nur dann, wenn eine gute Wehentätigkeit vorhanden ist, die auf eine baldige vollständige Eröffnung des Muttermundes rechnen läßt, und wenn vor allen Dingen die ganze Frucht noch so beweglich ist, daß die Schulter leicht aus dem Beckeneingang heraus in die Höhe gedrängt werden kann.
Wodurch könnten Sie evtl., wenn die Frucht noch beweglich, und der Muttermund erst kleinhandtellergroß ist, die Eröffnung des Cervixkanals beschleunigen und verhüten, daß durch die Wehentätigkeit die Schulter tiefer tritt?	Durch Einführen eines Metreurynters.
Springt bei der ersten dorsoanterioren Querlage die Blase, wenn der Muttermund erst drei- bis fünfmarkstückgroß ist, was werden Sie dann tun?	In solchen Fällen werde ich, um der Gefahr der Einkeilung der Schulter aus dem Wege zu gehen, unter allen Umständen die vorzeitige Wendung ausführen.
Was können Sie tun, bei schlechter Wehentätigkeit die Wehentätigkeit anzuregen und zu verstärken?	Ich kann den heruntergeholten Fuß anschlingen, die Schlinge über das Fußende des Bettes leiten und mit einem Gewicht von 1—2 Pfund beschweren, außerdem könnte ich 2—3mal 0,3—0,5 ccm eines Hypophysenextraktes in $^1/_2$—1stündigen Pausen intramuskulär injizieren.
Wie werden Sie bei erster dorsoanteriorer Querlage verfahren?	Genau in gleicher Weise wie bei der zweiten dorsoanterioren Querlage, nur mit entsprechendem Wechsel der Hände.
Was werden Sie tun, wenn nicht eine Schulter vorliegt, sondern ein Arm	Ich werde den Arm anschlingen, sonst aber verfahren wie bei einer Schulterlage.

Lehrer:	Schüler:
nach gesprungener Blase vorgefallen ist?	
Warum schlingen Sie den Arm an?	Damit ich nach vollendeter Wendung und vor allen Dingen bei einer evtl. nötig werdenden Extraktion durch Zug an der Schlinge den Arm am Rumpf entlang strecken und verhüten kann, daß er sich am Kopfe vorbei in die Höhe schlägt.
Worauf müssen Sie dann in solchen Fällen bei der Extraktion besonders achten?	Darauf, daß die gespannte Schlinge bei der Extraktion so lange mitgefaßt und angezogen bleibt, bis die betreffende Schulter geboren ist.
Springt bei Querlage die Blase bereits vorzeitig bei eben für einen bis höchstens zwei Finger durchgängigen Cervicalkanal, noch ehe Wehen eingetreten sind, und werden Sie dann nach zwei Tagen gerufen, weil überhaupt noch keine Wehentätigkeit eingesetzt hat, wie werden Sie sich dann verhalten?	Ich werde versuchen, ob ich die vorzeitige oder kombinierte Wendung ausführen kann.
Wenn Sie mit 2 Fingern noch nicht durch den Cervicalkanal kommen, und Ihnen die Ausführung der Behandlung nicht möglich ist, wie werden Sie sich dann verhalten?	Ich werde in solchen Fällen einen kleinen Ballon (sog. TARNIERsche Blase) in den Uterus einführen, den Stiel der TARNIERschen Blase durch Zug belasten und gleich nach der Ausstoßung der TARNIERschen Blase die kombinierte Wendung ausführen.
Wenn Sie nicht im Besitze eines solchen Instrumentariums sind, was werden Sie dann in einem solchen Falle tun?	Ich kann versuchen, durch vorsichtige Anwendung von Wehenmitteln die Wehentätigkeit in Gang zu bringen.
Was verstehen Sie unter vorsichtiger Anwendung von Wehenmitteln?	Ich werde der Frau in Pausen von 20 Minuten 2mal 0,3 g Chinin, am besten in Form von Chineonal, verabfolgen. Wenn darauf die Wehen-

Lehrer:	Schüler:
	tätigkeit nicht eintritt, werde ich in Pausen von einer halben Stunde 3mal 0,5 ccm eines Hypophysenextraktes (Pituglandol, Orastin usw.) intramuskulär injizieren.
Wenn auch dann die Wehentätigkeit ausbleibt, dürfen Sie dann derartige wehenanregende Injektionen immer wiederholen?	Nein. Das wäre ein Mißbrauch der Wehenmittel.
Warum?	Auch wenn es nicht zur regelrechten Wehentätigkeit kommt, so wird der Uterus doch immer zu vorübergehenden Kontraktionen angeregt oder durch wiederholte Einspritzungen in einen Dauertonus versetzt. Dadurch wird der letzte Rest von Fruchtwasser noch herausgetrieben, und eine Wendung wird später noch unmöglich.
Was werden Sie also in einem solchen Falle tun?	Die praktische Erfahrung lehrt, daß gerade in solchen Fällen eine Querlage eine ganz besonders ernste Geburtskomplikation ist. Ich werde deshalb solche Fälle in die Klinik schicken.

b) Dorsoposteriore Querlage.

Was fühlen Sie?	Das kleine Becken ist leer.
Wenn Sie höher hinaufgehen?	Dann komme ich an die Schulter.
Wohin schließt die Achselhöhle?	Nach links. Es ist also eine erste Querlage.
Wie stehen Scapula und Clavicula?	Die Scapula steht hinten, die Clavicula vorn.
Wie definieren Sie die Lage jetzt genauer?	Erste dorsoposteriore Querlage.
Wie weit ist der Muttermund eröffnet?	Er ist vollkommen eröffnet.
Steht die Blase noch?	Nein.

Lehrer:	**Schüler:**
Ist Mutter oder Kind in Gefahr?	Nein.
Was werden Sie tun?	Ich werde die rechtsseitige oder innere Wendung ausführen und die Extraktion sofort anschließen.
Mit welcher Hand gehen Sie in die inneren Geschlechtsteile ein?	Mit meiner linken Hand.
Welchen Fuß holen Sie herunter?	Den oberen, den rechten Fuß.
Warum den oberen?	Weil ich nur dann aus der 1. dorsoposterioren Querlage eine zweite unvollkommene Fußlage mit Vorfall des vorderen Fußes herstellen kann.
Worauf haben Sie besonders hier bei der Wendung von dorsoposteriorer Querlage in Beckenendlage zu achten?	Daß ich vor Herunterholen des Fußes die Schulter und den kindlichen Kopf von der Darmbeinschaufel wegdrücke.
Warum ist das hier besonders wichtig?	Weil es sonst leicht zu einer Überdrehung der Frucht und einer Überquerung der Extremitäten kommen kann.
Was werden Sie tun, wenn Sie den leichter erreichbaren unteren Fuß heruntergeholt haben?	Ich werde eingehen und auch noch den anderen Fuß herunterholen.
Wie werden Sie bei kleinhandtellergroßem, oder noch engerem Muttermund verfahren?	Genau so wie bei der dorsoanterioren Querlage geschildert.
Wenn Sie nun bei drei- bis fünfmarkstückgroßem Muttermund den falschen Fuß heruntergeholt haben, was dann?	Da der Raum zu eng ist, um nun auch noch den anderen Fuß herunterholen zu können, werde ich nichts weiter machen, sondern abwarten. Erfahrungsgemäß dreht sich bei weiterem Ablauf der Geburt das Kind nicht selten von selbst so, daß dann doch noch der herunter-

Lehrer:	Schüler:
	geholte hintere Fuß nach vorne kommt.
Wenn aber diese Drehung im weiteren Verlauf der Geburt nicht eintritt, und wenn Sie dann bei eröffnetem Muttermund und bei Gefährdung von Mutter und Kind die Extraktion ausführen müssen, wie verhalten Sie sich dann?	In diesem Falle extrahiere ich an dem hinteren Fuß. Ich wähle die Zugrichtung so, daß ich zunächst sehr stark dammwärts ziehe, damit die vordere Hüfte des Kindes nicht hinter der Symphyse der Mutter hängen bleibt. Nötigenfalls lasse ich durch die Hebamme dabei oberhalb der Symphyse einen Druck in das kleine Becken hinein ausüben.

XII. Wendung aus Kopf- in Beckenendlage bei Nabelschnurvorfall.

Was fühlen Sie?	Das Becken ist leer.
Wenn Sie mit dem tastenden Finger höher hinaufgehen?	Dann komme ich auf den kindlichen Kopf.
Wo steht die Leitstelle?	Zwei Querfinger breit oberhalb der Linea interspinalis.
Steht der Kopf mit einem Segment fest im Beckeneingangsring?	Nein, beweglich.
Wo steht die kleine, wo die große Fontanelle?	Die kleine Fontanelle steht links seitlich, die große rechts seitlich, die Pfeilnaht verläuft im queren Durchmesser des mütterlichen Beckens.
Was für eine Lage liegt hier vor?	Eine erste Schädellage.
Wie weit ist der Muttermund eröffnet?	Fünfmarkstückgroß.
Steht die Blase noch?	Nein, sie ist eben gesprungen.
Was fühlen Sie im Cervicalkanal?	Die pulsierende Nabelschnur.
Was werden Sie tun?	Ich werde versuchen, die Nabelschnur zu reponieren.
Gelingt dieses?	Ja, leicht. Aber da der bewegliche, im Beckeneingangsring stehende

Lehrer:	Schüler:
	kindliche Kopf das Becken nicht ganz abschließt, so fällt gewöhnlich bei dem nächsten abgehenden Fruchtwasserschwall wieder eine Nabelschnurschlinge vor.
Wenn Ihnen die Reposition mißlungen ist, was werden Sie dann tun?	Ich werde eine unvollkommene Fußlage herstellen.
Wenn Sie die Wendung ausführen, mit welcher Hand gehen Sie ein?	Mit der den kleinen Teilen gegenüberliegenden Hand, in diesem Fall also mit der linken.
Mit wieviel Fingern gehen Sie in die Scheide ein?	Mit der ganzen Hand.
Mit wieviel Fingern in die Gebärmutter?	Mit zwei Fingern.
Was sind die Funktionen der äußeren Hand?	Genau die gleichen wie bei der kombinierten Wendung aus Querlage.
Welchen Fuß holen Sie herunter?	Den vorderen Fuß.
Wann erst werden Sie den gefaßten Fuß herunterziehen?	Wenn ich den Kopf mit der äußeren Hand bis an den Fundus hinaufgedrängt habe.
Welche Beckenendlage erzielen Sie?	Aus der ersten Kopflage eine zweite unvollkommene Fußlage mit Vorfall des vorderen Fußes.
Was machen Sie mit der Nabelschnur?	Ich nehme sie mit den zwei im Uterus arbeitenden Fingern möglichst weit hoch hinauf und ziehe dann schnell den Fuß herunter.
Wann ist die Wendung vollendet?	Wenn die Kniekehle in der Vulva sichtbar ist.
Werden Sie der Wendung die Extraktion gleich anschließen?	Nein.
Auch nicht, wenn das Kind durch den Nabelschnurvorfall an sich oder durch die Wendung gefährdet ist?	Nein. Ich kann nicht extrahieren, wenn der Muttermund nicht genügend eröffnet ist.

Lehrer:	Schüler:
Werden Sie eine Cervixincision machen?	Nein, dazu ist der Muttermund noch zu eng. Das käme höchstens bei kleinhandtellergroßem Muttermund und bei einer Mehrgebärenden in Frage.
Wenn bald Preßwehen eintreten und der Muttermund vollständig eröffnet ist, was werden Sie dann bei Gefährdung von Mutter oder Kind tun?	Dann werde ich möglichst bald extrahieren.

XIII. Wendung aus Kopf- in Beckenendlage bei Placenta praevia.

Lehrer	Schüler
Was fühlen Sie?	Das Becken ist leer.
Wie weit ist der Muttermund eröffnet?	Fünfmarkstückgroß.
Was liegt im Muttermund?	Der Muttermund ist teilweise verlegt durch ein schwammiges Fleischstück, die Placenta.
Fühlen Sie neben der Placenta einen vorliegenden Teil?	Ja, den Kopf, und erkenne, daß er noch beweglich über dem Beckeneingangsring steht. Ich kann die kleine Fontanelle etwas nach rechts hin fühlen und habe durch äußere Untersuchung festgestellt, daß es sich um eine zweite Schädellage handelt.
Was sehen Sie?	Die Frau blutet stark.
Wodurch kann in der Eröffnungsperiode bei einer sonst gesunden gebärenden Frau eine starke Blutung auftreten?	Im allgemeinen nur durch zwei Komplikationen: 1. bei Placenta praevia, 2. bei vorzeitiger Lösung der Placenta.
Was liegt hier vor?	Placenta praevia.
Warum?	Ich fühle deutlich einen Placentarteil.
Wie bezeichnen Sie diesen Befund?	Placenta praevia lateralis.

Lehrer:	**Schüler:**
Was werden Sie zur Stillung der Blutung in der Praxis tun?	Ich werde die vorzeitige, sog. kombinierte Wendung nach BRAXTON-HICKS ausführen.
Zu welchem Zweck?	Weil ich mit dem heruntergeholten Oberschenkel und Steiß den abgelösten Placentarlappen an die Unterlage andrücken und damit die Blutung stillen kann.
Welchen Fuß holen Sie herunter?	Den vorderen linken Fuß.
Mit welcher Hand gehen Sie in diesem Falle ein?	Mit der rechten Hand.
Welche Beckenendlage erzielen Sie?	Aus der zweiten Kopflage eine erste unvollkommene Fußlage mit Vorfall des vorderen Fußes.
Können Sie sich das Herunterholen des Fußes durch einen Kunstgriff erleichtern?	Ja. Da es sich in 85% der Fälle von Placenta praevia um Mehrgebärende handelt, bei denen Bauchdecken und Uteruswandung nicht mehr so straff sind wie bei Erstgebärenden und da überdies die Kinder bei Placenta praevia meist kleiner sind als sonst, gelingt häufig bei diesen Frauen die äußere Wendung auf den Steiß. Ich werde deshalb versuchen, sie auszuführen, weil ich dann nicht mehr die Wendung durch kombinierte äußere und innere Handgriffe herzustellen, sondern nur noch den Fuß herunterzuholen brauche.
Bedeutet das einen Vorteil für die Frau?	Ja. Die Wendung nach BRAXTON-HICKS ist oft gar nicht leicht, und durch die Manipulationen des Ungeübten kann unter Umständen die Blutung wesentlich verstärkt werden. Diese Gefahr ist sehr viel geringer, wenn ich durch äußere Wendung eine Beckenendlage hergestellt habe und nun mit der inneren Hand nur noch einen Fuß herunterzuholen brauche.

Lehrer:	Schüler:
Werden Sie nach vollendeter Wendung die Extraktion anschließen?	Nein, niemals, auch wenn das Kind schwer gefährdet ist.
Warum sind Sie hier besonders zurückhaltend?	Weil die Erfahrung lehrt, daß bei unvollständig eröffnetem Muttermund und Placenta praevia schon der Extraktionsversuch genügt, um tiefe Risse in die Cervixwand mit nachfolgender starker Blutung zu verursachen.
Sie werden also selbst auf die Gefahr hin, daß das Kind bei unvollständig eröffnetem Muttermund abstirbt, ruhig zuwarten?	Ja, weil bei Placenta praevia die Mutter sich in so schwerer Gefahr befindet, daß ihr jeder Blutverlust erspart werden muß.
Steht nach vollendeter Wendung die Blutung jedesmal?	Ja, meist. Steht sie noch nicht vollständig, dann schlinge ich den Fuß an, leite die Schlinge über den unteren Bettrand und belaste sie mit einer leeren oder, wenn ich einen etwas stärkeren Zug brauche, gefüllten Bierflasche. Danach steht dann die Blutung.
Ist dann die Gefahr der Verblutung von der Mutter abgewendet?	Nein. Erfahrungsgemäß kommt es in der Nachgeburtsperiode infolge pathologischer Insertion des Eies im Isthmus noch häufig zu Komplikationen der Placentarlösung (Nachgeburtsblutung). Außerdem kann nach Ausstoßung der Nachgeburt durch ungenügende Kontraktion des durch falsche Eiinsertion besonders geschädigten Isthmus ebenfalls eine lebensgefährliche Blutung eintreten.
Kennen Sie noch andere Verfahren der Behandlung bei Placenta praevia?	Ja, in Klinik und Praxis die Metreuryse, in der Klinik die Schnittentbindung.
Ist die Anwendung der Metreuryse in der Geburtshilfe des **Praktikers** empfehlenswert?	Nein. Das Einlegen des Metreurynters ohne genügende Assistenz und Beleuchtung ist bei einer blutenden Frau nicht einfach und kann die Blutung verschlimmern.

Lehrer:	**Schüler:**
Welche Vorteile hat die Metreuryse?	Die Prognose für die Kinder ist etwas günstiger.
Welche Nachteile hat die Metreuryse in der Hand des Praktikers gegenüber der Wendung nach BRAXTON-HICKS bzw. dem Herunterholen eines Fußes nach äußerer Wendung auf das Beckenende?	Nach der Wendung nach BRAXTON-HICKS steht die Blutung unbedingt, bis das Kind geboren ist, nach der Metreuryse jedoch oft nur bis zur Ausstoßung des Metreurynters. Bei Ausstoßung des Metreurynters blutet es zuweilen besonders stark, und auch bei der nun nötigen Wendung können erneute Blutungen auftreten. Dadurch wird die Verblutungsgefahr bei der Mutter erhöht.
Welche Geburtsmethode gibt die günstigste Methode für Mutter und Kind?	Die Schnittentbindung.
Wie hoch ist durchschnittlich die Sterblichkeit der Mütter und lebensfähigen Kinder in der Praxis bei Anwendung der Wendung nach BRAXTON-HICKS und bei Anwendung der Metreuryse?	Die Sterblichkeit der Mütter beträgt durchschnittlich 15—20%, die Sterblichkeit der lebensfähigen Kinder durchschnittlich 45% (Metreuryse) bis 65% (Wendung nach BRAXTON-HICKS).
Wie hoch ist die Sterblichkeit der Mütter und Kinder bei gleicher Methode in der Klinik?	Die Sterblichkeit der Mütter ist durchschnittlich 7%, die Sterblichkeit der Kinder annähernd die gleiche wie in der Praxis.
Wie hoch ist die Sterblichkeit der Mütter und lebensfähigen Kinder bei der Schnittentbindung?	Sie beträgt bei den Müttern bisher durchschnittlich 4—5%, bei den lebensfähigen Kindern 6—7%.
Was werden Sie daraus für Folgerungen ziehen?	Ich werde die Placenta praevia als eine Erkrankung ansehen, die ebenso wie Eklampsie und hoher Grad des engen Beckens klinischer Behandlung bedarf, und die Frau der Klinik überweisen.
Welchen Punkt werden Sie vor dem Überweisen in die Klinik im Interesse	Ich soll solche Frauen möglichst vor der Überweisung nicht vaginal untersuchen, und wenn die Blutung

Lehrer:	**Schüler:**
der möglichsten Ungefährlichkeit der Schnittentbindung besonders berücksichtigen?	nicht lebensbedrohlich ist, auch nicht mehr tamponieren.

XIV. Wendung aus Kopflage bei vorzeitiger Lösung der normalsitzenden Placenta.

Was für einen Befund erheben Sie?	Es blutet stark. Der Cervicalkanal ist verkürzt, der Muttermund ein- bis zweimarkstück groß, bequem für 2 Finger durchgängig. Ich fühle Blutgerinnsel, kann aber nirgends an die Placenta herankommen. Vorliegender Teil ist der Kopf, eben zu erreichen. Der Uterus ist stark gespannt, größer als er der Zeit entspricht. Kindliche Herztöne konnte ich bei der äußeren Untersuchung nicht mehr hören, kleine Teile durch den gespannten Uterus nicht mehr durchfühlen.
Welche Diagnose stellen Sie?	Vorzeitige Lösung der normal sitzenden Placenta.
Was werden Sie tun?	Ich werde auch hier die vorzeitige sogenannte kombinierte Wendung ausführen und den heruntergeholten Fuß durch Zug belasten, damit die Ausstoßung der Frucht möglichst bald erfolgen kann.
Können Sie sich auch hier das Herunterholen des Fußes durch äußere Wendung auf das Beckenende erleichtern?	Nein. Weil der Uterus zu sehr gespannt ist, als daß ich eine Wendung durch äußeren Handgriff ausführen könnte.
Dürfen Sie nach vollendeter Wendung und weil das Kind gefährdet ist, extrahieren?	Nein, weil der Muttermund noch zu eng und die Gefahr eines tödlichen Cervixrisses viel zu groß ist.
Wann erst dürfen Sie auch hier erst den Geburts-	Wenn der Muttermund vollkommen eröffnet oder wenigstens so

Lehrer:	Schüler:
verlauf durch Extraktion abkürzen?	stark erweitert ist (kleinhandtellergroß), daß ich den nachfolgenden Kopf des abgestorbenen Kindes perforieren kann.
Wie ist überhaupt die Prognose für Mutter und Kind bei der Lösung der normalsitzenden Placenta?	Noch schlechter als bei der Placenta praevia.
Was werden Sie also am besten auch in solchen Fällen tun?	Ich werde sie einer Klinik überweisen.

XV. Wendung aus Kopf- in Beckenendlage bei gefährdetem Kinde.

Lehrer	Schüler
Was fühlen Sie?	Das Becken ist leer.
Wie weit ist der Muttermund eröffnet?	Vollständig.
Im Muttermund fühlen Sie?	Kindlichen Kopf, dessen Leitstelle 3 Querfinger breit oberhalb der Linea interspinalis steht.
Steht der Kopf fest oder beweglich im Beckeneingangsring?	Er ist beweglich im Beckeneingangsring.
Während ihres Tuschierens springt die Blase und es geht Meconium ab. Wofür ist dieses ein wahrscheinliches Zeichen?	Ein Zeichen für die Gefährdung des Kindes.
Was werden Sie also weiter tun?	Ich werde die kindlichen Herztöne sorgfältig beobachten.
Sie stellen dabei fest, daß die Herztöne plötzlich stark sinken. Was bedeutet das?	Das bedeutet, daß tatsächlich eine ernste Gefährdung des Kindes vorhanden ist.
Was liegt also für eine Indikation vor?	Die Indikation zu einer möglichst baldigen Extraktion des Kindes.
Welche Extraktion werden Sie wählen?	Die Zange.
Nein!!! Warum nicht?	Weil hier die wichtigste Vorbedingung zur Extraktion mit der Zange

Lehrer:	Schüler:
	nicht erfüllt ist: der Kopf steht nicht fest im Becken.
Welcher Extraktionsmodus bleibt Ihnen dann zur Rettung des Kindes nur noch übrig?	Nur die manuale Extraktion.
Sind die Vorbedingungen zur manualen Extraktion erfüllt?	Ja!
Warum?	Der Muttermund ist vollständig eröffnet; es besteht kein nachweisbares Mißverhältnis zwischen Kopf und Becken.
Wie werden Sie die manuale Extraktion ausführen?	Ich muß wenden und aus der Kopflage eine unvollkommene Fußlage mit Vorfall des vorderen Fußes herstellen.
Welche Kopflage liegt vor?	Erste Kopflage.
Warum?	Die kleine Fontanelle ist links seitlich, die große rechts seitlich zu fühlen.
Mit welcher Hand gehen Sie ein?	Mit meiner linken Hand.
Welchen Fuß holen Sie herunter?	Den vorderen Fuß.
Welche Beckenendlage erzielen Sie?	Aus der ersten Kopflage eine zweite unvollkommene Fußlage mit Vorfall des vorderen Fußes.
Werden Sie an die Wendung gleich die Extraktion anschließen?	Ja!

XVI. Verschleppte Querlage.

Was sehen Sie?	Aus der Vulva hängt ein blauschwarz geschwollener Arm heraus, neben dem Arm liegt die pulslose Nabelschnur.
Was fühlen Sie bei der inneren Untersuchung?	Beim Eingehen in die Vagina fühle ich, daß die Schulter tief in

Lehrer:	Schüler:
	das Becken eingekeilt ist und sich nicht mehr hochdrängen läßt. Die Scapula sieht nach hinten, die Clavicula nach vorn.
Wohin schließt sich die Achselhöhle?	Nach rechts.
Welcher Arm ist vorgefallen?	Der rechte Arm.
Um was handelt es sich also?	Um eine zweite dorsoposteriore Querlage.
Und zwar welche besondere Art der Querlage?	Um eine sog. verschleppte Querlage.
Wann sprechen wir von einer verschleppten Querlage?	Wenn die Schulter tief in das Becken eingedrückt ist und sich nicht mehr hochdrängen läßt.
Was müssen Sie in einem solchen Falle tun?	Ich kann die Dekapitation vornehmen, dann an dem vorgefallenen Arm den Rumpf extrahieren und schließlich den Kopf herausbefördern.

XVII. Dammrisse, Episiotomie.

(Hinterdammgriff und Ritgen-Olshausenscher Handgriff.)

Sie haben die Geburt mit der Zange beendet und besichtigen die Weichteile der Mutter. Was sehen Sie da?	Ich sehe, daß der Damm eingerissen ist.
Welche Arten von Dammriß kennen Sie?	Dammriß 1., 2. und 3. Grades.
Wie definieren Sie diese Grade?	Wir sprechen von einem Dammriß 1. Grades, wenn der Damm bis zur Mitte, vom Dammriß 2. Grades, wenn er bis an den Sphincter, vom Dammriß 3. Grades, wenn auch der Sphincter ani mit zerrissen ist.
Werden Sie als Arzt bei operativen Entbindungen häufiger mit Dammrissen zu rechnen haben als die	Ja. Weil z. B. bei der Zange 1. der Kopfumfang durch die Zangenlöffel vergrößert wird und 2. der mit der Zange erfaßte Kopf sich nicht so gut

Lehrer:	Schüler:
Hebamme bei Spontangeburten?	an den Schambogen und an die Weichteile anschmiegt wie bei spontanem Durchtritt und 3. weil der Durchtritt mit der Zange schneller erfolgt als bei der Spontangeburt.
Könnten Sie deshalb die Zange nicht früher abnehmen und den Durchtritt des Kopfes durch andere Handgriffe dem natürlichen Mechanismus besser anpassen?	Ja, durch den Hinterdamm- und den RITGEN-OLSHAUSENschen Handgriff.
Worin bestehen diese Handgriffe?	Der Hinterdammgriff besteht darin, daß wir vom Hinterdamm aus hinter das Kinn des Kindes fassen, der RITGEN-OLSHAUSENsche Handgriff darin, daß wir mit dem in das Rectum eingeführten Zeigefinger das Kinn erfassen und dann den Kopf langsam über den Damm treten lassen.
Wann gehen Sie zu diesen Griffen über?	Erst dann, wenn ich in der geschilderten Weise den Kopf fassen kann und fest in der Hand habe.
Wie nehmen Sie dann die Zange ab?	Ich öffne sie und nehme einen Löffel nach dem anderen so ab, daß ich jeden Löffel vorsichtig am Kopf entlang nach außen führe.
Worauf müssen Sie dann besonders achten?	Darauf, daß ich die Löffel dabei nicht vom Kopf abhebele, wodurch Weichteilverletzungen entstehen könnten, und daß ich sie nicht roh herausreiße, um Verletzungen, wie z. B. teilweise Abreißungen des kindlichen Ohres, zu verhüten.
Worauf müssen Sie bei Anwendung des Hinterdammgriffs und des RITGEN-OLSHAUSENschen Handgriffs besonders achten?	Darauf, daß die Asepsis unter allen Umständen gewahrt wird. Ich darf deshalb die Handgriffe nur nach Anlegen eines Gummihandschuhes anwenden und muß die Handschuhe nach Entwicklung des Kopfes abstreifen oder wechseln.

Lehrer:	Schüler:
Kennen Sie noch einen anderen Weg, den Dammriß zu vermeiden?	Ja, die Episiotomie.
Woran erkennen Sie, daß der Damm einreißen will?	An dem Weißwerden des Dammgewebes und dem oberflächlichen Auseinanderweichen des Epithels dicht unterhalb der hinteren Commissur und dem Abgang von Blut aus der Vulva, als Zeichen des beginnenden Einrisses von der Scheide her.
Was verstehen Sie unter Episiotomie?	Einen Einschnitt in Damm und Scheide.
Wie legen Sie diesen Schnitt an?	Entweder median oder 1—2 cm von der Mittellinie entfernt, nach dem Tuber ischii hin gerichtet.
Welchen Schnitt werden Sie bevorzugen?	Bei schweren Entbindungen, festen Weichteilen, großem Kopf, infantiler Bildung des Dammes und schlechter Elastizität den seitlichen.
Warum?	Weil unter diesen Umständen die Episiotomie weiterreißen kann und bei medianem Schnitt bis durch den Sphincter hindurchgehen könnte.
Was werden Sie nach beendigter Geburt mit der Episiotomie oder dem Dammriß machen?	Die Wunde sofort durch Naht versorgen.
Zweckmäßig ist es, wie lange mit der Naht zu warten?	Bis die Placenta geboren ist.
Warum?	Weil, wenn nach vollendeter Naht eine manuelle Lösung der Placenta notwendig werden sollte, der Damm sehr leicht wieder aufreißt, und nochmals wieder genäht werden muß, und dann die Heilungsaussichten verschlechtert sind.
Wie führen Sie die Naht bei Dammriß 1. u. 2. Gra-	Es muß zunächst das Scheidenrohr vom oberen Wundwinkel aus ver-

Lehrer:	Schüler:
des und bei der Episiotomie aus?[1]	einigt werden. Die oberen Fäden werden abgeschnitten, die zuletzt gelegten Fäden werden hochgezogen. Dadurch legen sich die tieferen Schichten aneinander und werden mit sog. versenkten Nähten versorgt. Dann wird das Scheidenrohr weiter nach unten vernäht und die beim Anziehen dieser Fäden sich aneinanderlegenden oberflächlichen Dammschichten aneinandergebracht. So wird abwechselnd fortgefahren, bis Scheide und Dammgewebe vereinigt sind, und dann erst wird die Dammhaut durch Naht oder Klammern geschlossen.
Warum ist die Naht der Scheide besonders wichtig?	Damit der stets keimhaltige Wochenfluß nicht durch die Scheidenwände von oben her in das Dammgewebe eindringen kann und dadurch die Wundnaht wieder zum Aufplatzen bringt oder zu Dammscheidenfisteln führen kann.
Worauf muß bei versenkten Nähten besonders geachtet werden?	Daß keine unversorgten Taschen zurückbleiben.
Wie werden Sie den Dammriß 3. Grades versorgen?	Ist das Rectum mit eingerissen, so muß zunächst dieses versorgt werden.
Worauf müssen Sie dabei besonders achten?	Daß die Fäden nie durch die Mucosa selbst, sondern immer nur durch die Muscularis und Submucosa hindurchgeführt werden.
Wie nähen Sie dann weiter?	Dann vereinige ich die Sphincterenden und hierauf versorge ich den Rest des Risses so wie beim Dammriß zweiten Grades.
Spielt bei der Naht des Dammrisses 3. Grades auch	Ja. Man muß vermeiden, daß dicke Kotmassen die Naht sprengen.

[1] Siehe Anhang: „Wie nähe ich einen Dammriß oder eine Episiotomie?"

Lehrer:	Schüler:
die Nachbehandlung eine Rolle?	
Wie werden Sie das erreichen?	Ich verabreiche der Wöchnerin 10 Tage lang flüssige Kost, lasse vom 3. Tage ab abführen. Tritt vorher Stuhldrang ein, so muß durch vorsichtiges Eingießen von $^1/_4$ l Wasser die Aufweichung des Kotes herbeigeführt werden.
Woran erkennen Sie, daß ein Dammriß 3. Grades nicht geheilt ist?	Es geht, oft erst zwischen dem 5. und 8. Tage nach der Entbindung, Stuhlgang unwillkürlich ab.
Wie werden Sie sich einem solchen nicht geheilten Dammriß gegenüber verhalten, werden Sie sofort nähen oder werden Sie abwarten?	Ich werde die Naht nicht sofort wiederholen.
Warum nicht?	Weil in dem dann sicher infizierten Dammgewebe die neuen Nähte nicht halten, durchschneiden und dadurch wegen der Zerfetzung des Gewebes eine spätere Dammplastik unnötig erschweren.
Wann soll bei nichtgeheiltem Dammriß 3. Grades die Dammplastik ausgeführt werden?	Nach einem Vierteljahr.
Wie haben Sie sich bei solchen Fällen bei späteren Geburten zu verhalten?	Sobald der Kopf einschneidet, muß ich den Damm mit einer seitlichen Episiotomie spalten.
Warum nicht durch Einschnitt in der alten Narbe?	Weil dann bei Vorrücken des Kopfes leicht die alte Narbe bis in den Darm hinein aufgehen kann.

XVIII. Asphyxie.

Sie haben das Kind entwickelt. Was sehen Sie an ihm?	Das Kind sieht weiß aus, atmet nicht, die Extremitäten hängen schlaff herunter, die Nabelschnur

Lehrer:	Schüler:
	pulsiert langsam und schwach, die Reflexe sind erloschen.
Um was handelt es sich?	Um eine schwere Asphyxie.
Welche Arten von Asphyxie kennen Sie?	Ich kenne die Asphyxia pallida und livida, den bleichen und den blauen Scheintod.
Welchen Zustand haben Sie hier vor sich?	Den bleichen Scheintod.
Wie ist Aussehen und Verhalten des Kindes beim blauen Scheintod?	Die Atmung ist unregelmäßig und schnappend, sie kann auch zeitweilig ganz fehlen, das Kind sieht blau aus. Die Glieder werden noch bewegt, die Herzaktion ist lebhafter als beim bleichen Scheintod, und die Reflexe sind erhalten.
Was werden Sie beim bleichen Scheintod tun?	Zunächst rasch abnabeln. Dann muß ich 1. die Luftwege frei machen, 2. die Atmung in Gang bringen, 3. das Kind vor Abkühlung schützen, 4. die Herztätigkeit anregen.
Wie machen Sie die Luftwege frei?	Mund und Rachen müssen durch Auswischen von Schleim und Fruchtwasser befreit werden. Aus den tieferen Partien müssen aspirierte Massen mit dem Trachealkatheter entfernt werden.
Wie führen Sie den Trachealkatheter ein?	Ich gehe mit dem Zeigefinger der einen Hand auf den Zungengrund, drücke die Zunge nach vorne, hebe dadurch den Kehldeckel, mache damit den Eingang in die Trachea frei und führe nun mit der Spitze des Zeigefingers den Katheter in die Luftwege hinein.
Wie bringen Sie die Atmung in Gang?	Da die Luftwege verschlossen sind und eine Atmung überhaupt nicht besteht, nützen Hautreize nichts, sondern ich muß künstliche Atmung machen.

Lehrer:

Welche Arten der künstlichen Atmung kennen Sie?

Schüler:

1. Die SYLVESTERsche Methode, wie sie auch bei Erwachsenen angewendet wird,

2. die rhythmische Kompression des Thorax. Ich lege einen oder beide Daumen auf die Vorderwand, die 4 Finger oder beide Hände auf die Rückwand des Thorax und komprimiere in der Minute 20—30mal. Hierbei ist es zweckmäßig, wenn man nur mit einer Hand die Kompressionen macht, das Kind an den Beinen mit dem Kopf nach unten so zu halten, wie es bei Schädellage am Uterus liegt, indem der Kopf auf der Unterlage aufruht und der Rücken leicht gekrümmt ist. Dadurch können tiefersitzende aspirierte Massen leichter durch Mund und Nase abfließen, und die Gefahr daß diese Massen bei den ersten tiefen Atemzügen noch tiefer in die Lungen hineinaspiriert werden, ist geringer.

3. Die Schlagmethode nach OGATA. Das Kind liegt mit herabhängendem Kopf auf der flachen linken Hand, während die rechte die Herzgegend rhythmisch klopft.

4. Die Beuge- und Streckmethode des Rumpfes, die darin besteht, daß mit der einen Hand Kopf und Thorax gestützt und mit der anderen Hand die Beine rhythmisch in den Hüftgelenken bis auf den Thorax gebeugt und dann wieder gestreckt werden.

5. Die Zungentraktion, die im rhythmischen Vorziehen der mit einem Tupfer gefaßten Zungenspitze besteht.

6. Die SCHULTZEschen Schwingungen. Sie sollen nur dann angewendet

Lehrer:	Schüler:
	werden, wenn man mit allergrößter Wahrscheinlichkeit mit interkraniellen Blutungen nicht zu rechnen hat und wenn alle anderen Methoden versagt haben.
	7. Die Lufteinblasung von Mund zu Mund oder durch einen bis zur Bifurkation in die Trachea eingeführten Trachealkatheter.
Wodurch werden Sie alle diese Methoden unterstützen?	Dadurch, daß ich dem Kinde sofort 0,5 ccm Lobelin i. m. einspritze, das eine stark atemerregende Wirkung hat.
Wie werden Sie die Abkühlung des Kindes vermeiden?	Ich werde es, sobald die Luftwege freigemacht sind, in ein warmes Bad von 38—38,5° C bringen. Ich werde deshalb auch bei der künstlichen Atmung die Methoden bevorzugen, die im Bade angewendet werden können, das sind vor allen Dingen die Kompression des Thorax und die Beuge- und Streckbewegungen der Beine. Wird das Kind zwecks wiederholter Aspiration oder zwecks anderer Manipulationen aus dem Bade genommen, so soll man es in warme Tücher einwickeln.
Wie regen Sie die Herztätigkeit an?	Gleichzeitig mit dem Lobelin injiziere ich 0,5—1,0 Cardiazol i. m. In allerschwersten Fällen kann ich diese Injektionen auch intrakardial machen, indem ich im 3. rechten Intercostalraum neben dem Sternum die Spritze einsteche und sobald ich durch Ansaugen Blut bekomme, das Cardiazol einspritze.
Wie behandeln Sie den blauen Scheintod?	Ich bringe das Kind nach Freimachen der Luftwege sofort in ein Bad von 38—38,5° C, benutze die Wärme des Bades schon als Hautreiz und beobachte das Kind.

Lehrer:	**Schüler:**
Wenn die Atmung sich nicht bessert oder abzuflachen droht, was dann ?	Ich injiziere sofort Lobelin und wende weitere Hautreize an. 1. Ich kann das Kind mit dem Thorax aus dem warmen Bade herausnehmen und mit einem kurzen kalten Wasserstrahl übergießen. 2. Ich kann das Kind aus dem Bade herausnehmen, es auf die Seite legen und den Rücken mit einem warmen Tuch frottieren. 3. Ich kann dem an den Beinen gehaltenen Kind leichte tangentiale Schläge auf die Hinterbacken, jedoch niemals auf den Thorax verabfolgen. Bei Knaben muß hierbei das Scrotum zwischen den Oberschenkeln nach vorne geschoben werden.
Wenn die Atmung trotzdem schlechter wird, was dann ?	Dann muß ich die Methoden der Wiederbelebung des bleichen Scheintodes anwenden.

XIX. Blutung in der Nachgeburtsperiode.

Während Sie sich mit der Versorgung des Kindes beschäftigen, blutet die Frau. Was kann die Ursache der Blutung sein ?	Es kann sich um eine Störung in dem Ablösungsmechanismus der Placenta oder um eine Rißblutung handeln.
Woran erkennen Sie die Störung in dem Ablösungsmechanismus der Placenta ?	Der Uterus ist schlaff und in die Höhe gestiegen.
Was kann die Ursache sein ?	Überfüllung der Blase oder Wehenschwäche.
Was werden Sie also zunächst tun ?	Gegebenenfalls die Blase entleeren und Wehen anregen.
Wie regen Sie Wehen an ?	Durch mechanische Reizung des Uterus, indem ich den Fundus reibe. Kontrahiert er sich darnach, so übe ich einen leichten Druck auf den Fundus aus, um etwaige Blutgerinnsel aus der Gebärmutter zu entfernen.

Lehrer:	**Schüler:**
Was werden Sie tun, wenn dann die Blutung steht?	Abwarten, bis die Placenta spontan gelöst ist.
Wie können Sie die erfolgte Ablösung der Placenta erkennen?	1. Durch den Küstnerschen Handgriff. Ich drücke mit der Hand oberhalb der Symphyse gegen die hintere Beckenwand zu. Hierdurch wird der Uterus nach oben geschoben. Haftet die Placenta noch im Uterus, so zieht sich dabei die Nabelschnur in die Vagina hinein zurück. Liegt die Placenta schon im Dehnungsschlauch, so wird sie durch den gleichen Druck nach unten verschoben, und die Nabelschnur tritt dann weiter aus der Vulva heraus. 2. Durch das spontane Vorrücken der Nabelschnur aus der Vulva. Wichtig ist, daß man, wenn man sich an dieses Zeichen hält, die Nabelschnur durch vorsichtiges Anziehen streckt und sich die Stelle, die unmittelbar vor der Vulva lag, markiert. 3. Durch den Strassmannschen Handgriff. Drücke ich vorsichtig auf das Corpus uteri, solange die Placenta noch im Uterus haftet, so tritt dadurch eine pralle Füllung der Nabelschnurgefäße ein. 4. Durch das Verhalten des Corpus uteri. Es tritt nach Ausstoßung der Placenta etwas höher, neigt sich ein wenig auf die Seite, und zwar meist nach rechts, und zeigt eine ausgesprochene Formveränderung in dem Sinne, daß es kleiner, kantiger und fester wird.
Wenn Sie feststellen, daß die Placenta abgelöst ist, wie können Sie sie nach außen befördern?	Ich lasse die Frau kräftig drücken und werde, wenn das nicht reicht, selbst einen Druck auf den Fundus uteri ausüben.

Lehrer:	**Schüler:**
Was werden Sie tun, wenn bei Blutung in der Nachgeburtsperiode das Anreiben von Wehen und Herausdrücken von Blutgerinnsel aus dem Uterus versagt hat und die Frau weiter blutet?	Ich führe den CREDÉschen Handgriff aus.
Wie geschieht das?	Ich lege die Hand auf den Fundus uteri, warte eine Wehe ab oder rufe durch Reiben eine solche hervor. Sobald der Uterus sich kontrahiert, fasse ich ihn so, daß ich den Daumen auf die Vorderwand, die anderen vier Finger auf Fundus und Hinterwand lege und übe einen kräftigen Druck gegen die Kreuzbeingegend aus.
Warum werden Sie erst eine Wehe abwarten oder anregen, ehe Sie den CREDÉschen Handgriff ausführen?	Weil bei erschlafftem Uterus die Gefahr der Inversio uteri besteht.
Wenn Ihnen der CREDÉsche Handgriff nun wiederholt mißlingt, was dann?	Dann werde ich ihn in Narkose nochmals ausführen.
Worauf müssen Sie dabei gefaßt sein?	Ich muß darauf gefaßt sein, daß der Credé auch in Narkose mißlingt und daß vielleicht sogar durch teilweise Abquetschung der Placenta die Blutung verstärkt wird, so daß ich dann sofort die manuelle Lösung ausführen muß.
Wie sollen Sie sich also deswegen schon zum Credé in Narkose rüsten?	So wie zur manuellen Lösung.
Wie machen Sie das?	Ich werde, da der Credé ohne Narkose versagt hat und die Frau blutet, zunächst die Aortenklemme anlegen. Dadurch gewinne ich Zeit, um mich in Ruhe desinfizieren zu können. Erst nach vollständiger Desinfektion führe ich den CREDÉ-

Lehrer:	Schüler:
	schen Handgriff nochmals aus. Um die drückende Hand keimfrei zu halten, lege ich ein in die Desinfektionsflüssigkeit getauchtes nasses Tuch auf den Leib der Frau und führe dann erst den Credé aus. Die in den Uterus eingeführte Hand soll immer die sein, die nicht von außen gedrückt hat.
Wie werden Sie die manuelle Lösung ausführen?	Ich gehe an der Nabelschnur entlang in die Höhe, bis ich an die Placenta gelangt bin. Dann gehe ich an den Rand der Placenta und löse sie mit vorsichtigen schabenden Bewegungen ab. Die Hand soll ich erst dann wieder herausziehen, wenn die ganze Placenta gelöst ist, die ich dann sofort mit entfernen kann.
Ist die manuelle Lösung der Placenta ein harmloser Eingriff?	Nein. Die Sterblichkeit in der Praxis beträgt noch immer 7%, und die Morbidität ist noch viel größer.

XX. Rißblutungen.

Sie haben das Kind bei erfüllten Vorbedingungen mit der Zange entwickelt. Die Frau blutet. Um was kann es sich handeln?	Es kann sich um eine Rißblutung oder um eine atonische Blutung handeln.
Woran denken Sie bei operativer Entbindung zuerst?	An Rißblutungen.
Woher können solche Blutungen stammen?	Selten aus Damm- oder Scheidenrissen, häufiger aus Klitorisrissen, und wenn sie stark sind, vor allen Dingen aus Cervixrissen.
Wie erkennen Sie die Rißblutung?	Durch Inspektion. Nötigenfalls durch Freilegung der Cervix mit Scheidenspiegel.
Was wird den Verdacht auf Rißblutung bei Ihnen verstärken?	Wenn bei solchen Blutungen das Corpus uteri gut kontrahiert ist.

Lehrer:	Schüler:
Wie werden Sie Rißblutungen der Klitoris, der Cervix oder der Scheide behandeln?	Ich werde spritzende Gefäße unterbinden und die Rißstelle durch Nähte versorgen.
Welche Rißblutung kann in diesem Falle nicht in Frage kommen?	Die Blutung aus einem Cervixriß, da ich bei erfüllter Vorbedingung und bei völlig eröffnetem Muttermund eingegriffen habe.
Wann jedoch sind Cervixrisse häufig?	Wenn bei nicht völlig eröffnetem Muttermund eine Extraktion des Kindes vorgenommen wird. Der Riß ist dann um so größer, je enger der Muttermund war.
Kann auch bei Spontangeburten gelegentlich ein Cervixriß eintreten?	Ja, auch das ist beobachtet worden, besonders bei Placenta praevia.
Warum gerade hierbei?	Weil durch die Implantation der Placenta im Dehnungsschlauch die Cervixwand abnorm zerreißlich geworden ist.
Können Cervixrißblutungen gefährlich werden?	Ja. Sie können sogar tödlich sein, weil bei höher gehenden Rissen größere Äste der Uterina angerissen werden können.
Wie werden Sie eine Cervixrißblutung behandeln?	Ich werde auch hier die Naht ausführen.
Was ist hierbei besonders wichtig?	Daß das obere Rißende gut versorgt wird.
Wenn Ihnen die Naht aus technischen Gründen unmöglich ist, was dann?	Dann werde ich die Parametrienklemmen nach Henkel anlegen oder, wenn ich die nicht zur Verfügung habe, die Wundränder des Risses mit Klemmen fassen, bis die Blutung überall steht.
Worauf müssen Sie dabei besonders achten?	Daß ich mich mit den Klemmen hart am Rande des Risses halte, um nicht den Ureter mitzufassen.
Wie lange werden Sie nach gelungener Abklemmung die Klemme liegenlassen?	12 Stunden.

Lehrer:	**Schüler:**
Was bleibt Ihnen, wenn Sie damit nicht zu Rande kommen?	Nur die feste Uterusscheidentamponade.
Wie können Sie die mechanische Blutstillung zu unterstützen suchen?	Ich werde von vornherein wehenerregende Mittel geben, weil durch die darauf eintretende Kontraktion des Corpus uteri doch gelegentlich eine Abdrosselung der an der Wand des Uterus nach unten laufenden tieferen Ästen erfolgen kann.
Was werden Sie noch tun, ehe Sie zur Tamponade schreiten, um Zeit zu gewinnen und in Ruhe arbeiten zu können?	Ich werde auch hier wiederum die Aortenklemme anlegen und sie erst nach vollendeter Tamponade wieder entfernen.

XXI. Blutung nach der Nachgeburtsperiode.

Die Placenta ist geboren, die Frau blutet, um was kann es sich handeln?	Es kann sich um ein Zurückbleiben des Placentarestes oder um eine Atonie handeln.
Wie können Sie das erkennen?	Ich muß nachsehen, ob die Placenta vollständig ist oder ob nicht eine Nebenplacenta zurückgeblieben ist.
Wie stellen Sie fest, ob ein Stück fehlt?	Die grauschimmernde spiegelnde Fläche der Decidua ist unterbrochen durch eine eingesunkene rötliche und meist blutende Partie.
Wie können Sie feststellen, ob eine Nebenplacenta zurückgeblieben ist?	Bei der nach Ausstoßung der Placenta gleichfalls nötigen Betrachtung der Eihaut ist ein von der Hauptplacenta abgehendes Gefäß nachweisbar, das an der Rißstelle der Eihaut offen endet und nicht weiter verfolgt werden kann.
Was werden Sie in solchen Fällen tun?	Ich werde sofort in den Uterus eingehen und den Placentarrest entfernen.
Wenn die Placenta so zerfetzt ist, daß Sie sich	Auch dann werde ich rasch eingehen und nachtasten.

Lehrer:	Schüler:
nicht klar sind, ob etwas fehlt oder nicht, was dann ?	
Warum ?	Weil ein zurückgelassenes Stück der Placenta zu ernster Gefährdung der Frau im Wochenbett führen kann.
Welches sind diese Gefahren ?	Blutung und Infektion.
Wann treten die Blutungen auf ?	Sie können sofort auftreten oder erst nach Stunden, Tagen oder sogar noch nach Wochen.
Sind auch die Spätblutungen im Wochenbett noch gefährlich ?	Ja, sogar ganz besonders gefährlich.
Warum ?	Weil vom 4. Tage des Wochenbettes ab der Uterus keimhaltig wird, wobei häufig auch pathogene Keime mit eindringen und weil dann sowohl bei der spontanen Ablösung als auch bei einem durch die Blutung bedingten Eingriff die Infektionserreger in die eröffnete Blutbahn eindringen, und zu schweren, oft rapide zum Tode verlaufenden Infektionen führen können.
Ist denn das Nachtasten und Entfernen von Placentarresten eine ungefährliche Sache ?	Nein. Sie ist zwar weit ungefährlicher als die vollständige manuelle Lösung der Placenta, aber doch nicht durchaus harmlos. Immerhin aber ist sie mit viel geringeren Gefahren verbunden, als wenn bei zurückgelassenen Placentarstücken Blutungen und Infektionen im Wochenbett eintreten würden.
Was werden Sie also unter allen Umständen auch bei Verdacht auf zurückgebliebene Placentastücke tun ?	Nachtasten und evtl. ausräumen.
Wenn Sie nun nach Ausstoßung der Placenta fest-	An eine Atonia uteri.

Lehrer:	Schüler:
gestellt haben, daß der Mutterkuchen vollständig ist und die Frau nun anfängt zu bluten, woran denken Sie dann?	
Woran erkennen Sie sie?	Der Uterus ist groß, schlaff. Der Fundus ist nach oben gestiegen, fühlt sich weich an.
Was tun Sie dann?	Ich werde auch hier zunächst durch Reiben den Uterus zur Kontraktion bringen und etwaige Blutgerinnsel, die die Zusammenziehung des Uterus verhindern, herausdrücken. Gleichzeitig werde ich 1,0 ccm eines Hypophysenextraktes intramuskulär oder, wenn die Blutung sehr heftig ist, 0,5 ccm intravenös injizieren, da die intravenöse Injektion rascher wirkt. Weil aber die Wirkung des Hypophysenextraktes nicht lange anhält, werde ich gleichzeitig 1,0 oder 2,0 Gynergen oder Seccacornin intramuskulär einspritzen.
Warum das?	Die Wirkung des Gynergens und Seccacornins tritt erst nach 10 bis 20 Minuten ein, hält aber noch lange an, nachdem die Wirkung des Hypophysenextraktes längst abgeklungen ist.
Falls die Blutung dann nicht steht, was werden Sie dann tun?	Dann werde ich sofort die Aortenklemme anlegen.
Wie wirkt Sie?	Durch den Druck auf die großen Gefäße wird der Blutzufluß zu dem Uterus gehindert, und gleichzeitig werden dadurch Uteruskontraktionen ausgelöst.
Wie lange dürfen Sie die Klemme liegenlassen?	Im ganzen 20 Minuten. Ich werde sie aber nach zunächst 10 Minuten

Lehrer:	Schüler:
	lüften, um zu sehen, ob es weiter blutet oder nicht.
Wenn es weiter blutet?	Dann werde ich die Aortenklemme wieder fest anziehen. Ich werde aber darauf gefaßt sein müssen, daß auch nach weiteren 10 Minuten die Blutung nicht steht und werde mich nun nochmals desinfizieren, um für weitere Maßnahmen gerüstet zu sein.
Welche weitere Maßnahmen kommen dann in Frage?	Ich kann eine heiße Spülung in das Scheidengewölbe ausführen, um damit die Ganglien zu reizen und so Kontraktionen auszulösen. Dabei kann ich eine bimanuelle Massage des Uterus ausführen oder das Uteruscorpus stark gegen den oberen Rand der Symphyse drücken.
Wenn Sie auch damit keinen Erfolg haben?	Dann werde ich die Henkelschen Parametrienklemmen anlegen.
Wenn Ihnen das nicht gelingt oder auch diese Methode versagt, was dann?	Dann bleibt mir nichts weiter übrig als die feste Tamponade des Uterus und der Vagina.

Wie nähe ich einen Dammriß oder eine Episiotomie?

Jeder sog. Dammriß, der besser als Scheidendammriß bezeichnet wird, und jede Episiotomie besteht in einer gleichzeitigen Zerreißung bzw. Durchtrennung der Scheide und des Dammes. Die Episiotomie wird so angelegt, daß man mit der Schere etwa 1 Querfinger von der Medianlinie entfernt einen Schnitt in der Richtung auf das Tuber ischii anlegt (Abb. 1). Für die Naht solcher Verletzungen ist besonders wichtig, daß die Vereinigung des S c h e i d e n risses sorgfältig erfolgt. Andernfalls besteht die Gefahr, daß das stets keimhaltige Lochialsekret von der Scheide aus in das Wundbett eindringt und es zur Vereiterung bringt. Die Folge ist ein Wiederaufplatzen der ganzen Wunde oder die Entstehung einer Scheidendammfistel. Um das zu verhüten, wird die Naht folgendermaßen ausgeführt: Nachdem man, wenigstens bei größeren Scheiden-Damm-Verletzungen, die Ausstoßung der Placenta abgewartet hat (S. 76), führt man einen zusammengelegten großen Tupfer in die Scheide bis oberhalb des Rißendes ein, der verhüten soll, daß das Wundbett durch herabfließendes Blut unübersichtlich gemacht wird. Dann wird zunächst, vom oberen Rande der Scheidenverletzung angefangen, das Scheidenrohr mit Knopfnähten vereinigt. Hierbei wird die Naht senkrecht von oben nach unten durch das linke Scheidenrohr und senkrecht von unten nach oben durch das rechte Scheidenrohr hindurchgeführt. Sobald der nächste Faden gelegt ist, wird der vorhergehende abgeschnitten. Der zuletzt gelegte Faden wird durch die Hebamme nach oben gezogen. Sind drei oder vier Knopfnähte gelegt worden, so sieht man bei Anziehen der letzten Naht, wie sich unterhalb des bereits vereinigten Scheidenrohrs das Dammgewebe durch das Anziehen der Naht von beiden Seiten her aneinanderlegt. Um hier in der Tiefe des Dammgewebes Taschenbildungen zu vermeiden, wird dieses sich aneinanderlegende Gewebe durch einige versenkte Knopfnähte vereinigt (Abb. 2). Ist das geschehen, so wird die Scheidenwand weiter nach der Vulva zu vernäht. Nachdem abermals 3—4 Nähte durch das Scheidenrohr gelegt sind, wird wiederum das durchschnittene oder durchrissene Gewebe des Dammes, das sich durch Anziehen der letzten Naht von beiden Seiten her aneinanderlegt, mit Knopfnähten vereinigt (Abb. 3). In dieser Weise werden abwechselnd erst Scheidenrohr, dann Dammgewebe so miteinander vernäht, bis diejenigen Punkte der hinteren Commissur oder der Incision, die aneinander gehören, wieder miteinander vereinigt sind (Abb. 4). Dann erst wird auch die Dammhaut mit feinen Knopfnähten oder mit Hautklammern geschlossen (Abb. 5—7). Dann muß der vorher in die Scheide eingelegte Tupfer wieder entfernt werden. Niemals darf man das vergessen! Ein zurückgelassener Tupfer saugt sich mit Blut und Lochialsekret voll und wird Brutstätte für zahlreiche und dabei auch pathogene Keime. Sie können den Ausgang für eine schwere und selbst tödliche Wochenbettsinfektion bilden. Das letzte Bild (Abb. 8) zeigt das Endresultat einer solchen Naht nach 5 Wochen.

Handelt es sich um einen Dammriß 3. Grades, so wird folgendermaßen verfahren: Es wird zunächst das Rectum mit feinen Catgutknopfnähten wieder geschlossen. Die erste Naht wird am oberen Rande des Risses angelegt. Sämtliche Rectumnähte werden so ausgeführt, daß sie die Mucosa selbst nicht mitfassen. Ausstich und Einstich jeder Naht erfolgt vielmehr in der Submucosa. Die Rißränder des Rectums müssen dabei sorgfältig aneinandergelegt werden. Erst wenn so das ganze Rectum wieder vernäht ist, wird der Sphincter ani mit einigen Knopfnähten vereinigt. Nachdem das geschehen ist, wird das übrige Wundbett wie ein großer

Abb. 1.

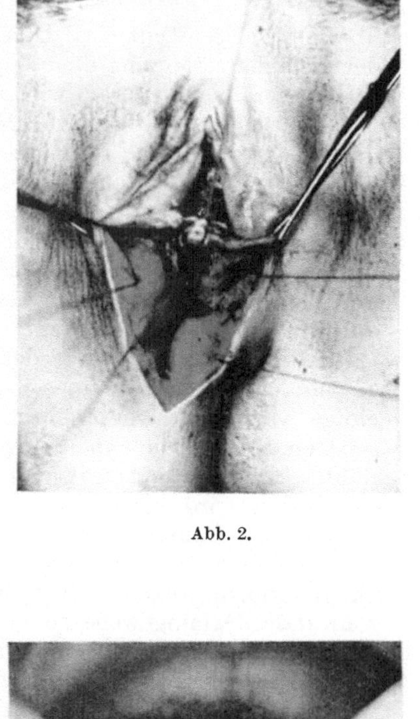

Abb. 2.

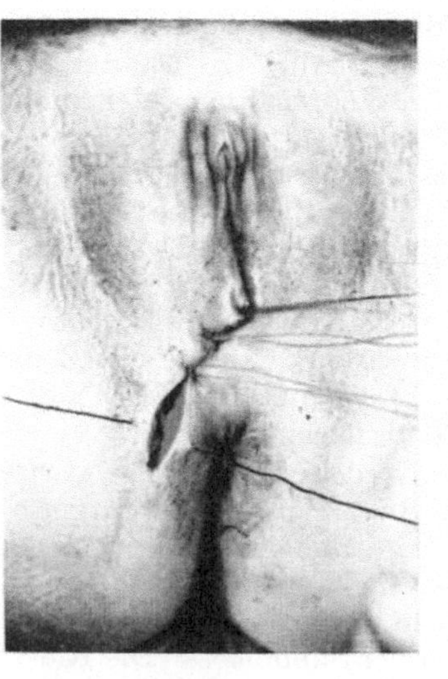

Abb. 5.

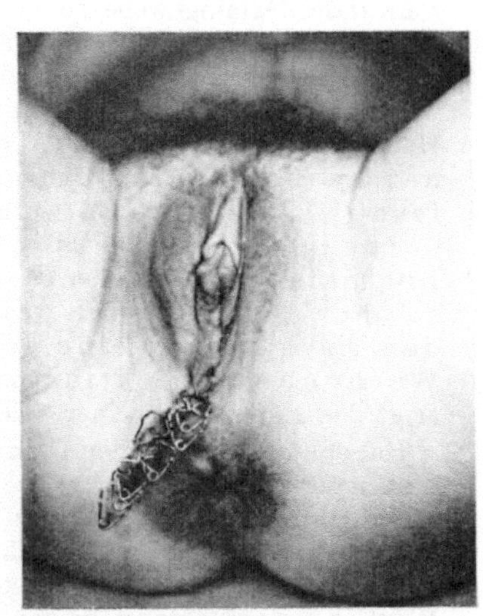

Abb. 6.

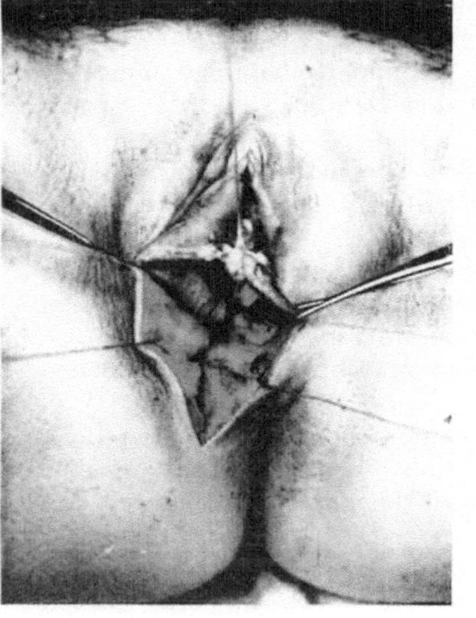

Abb. 3.

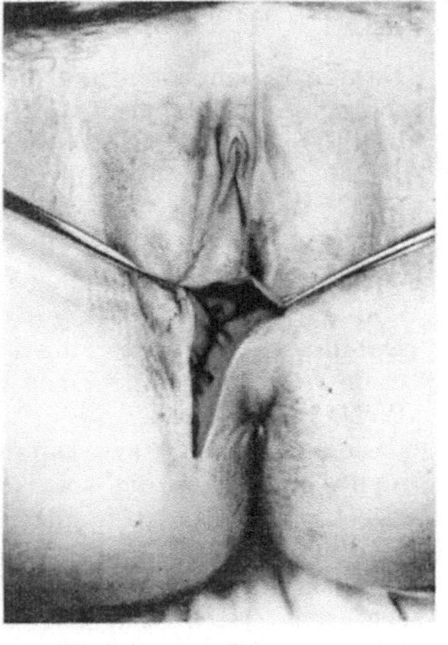

Abb. 4.

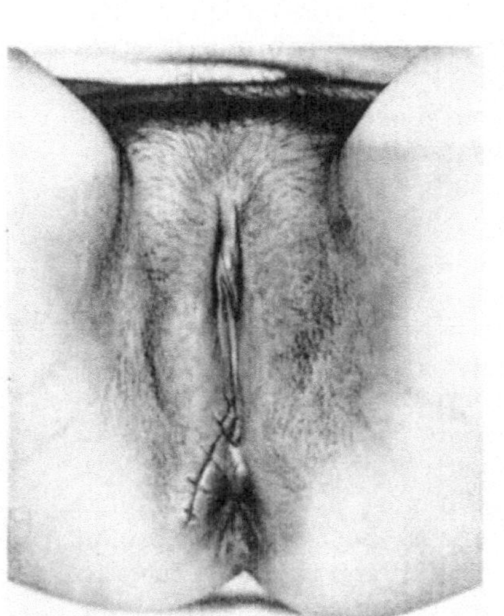

Abb. 7.

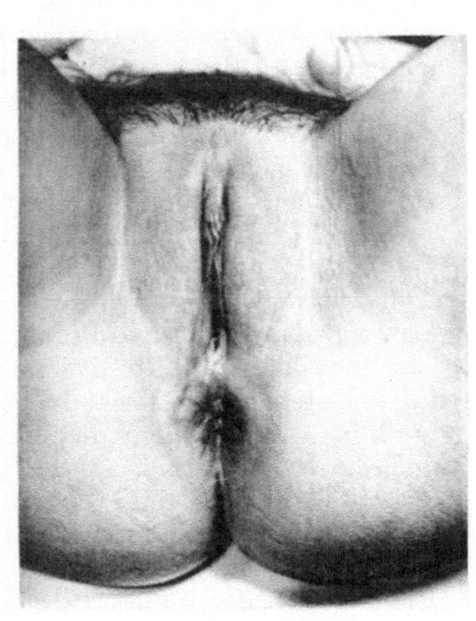

Abb. 8.

Dammriß behandelt und in der Art und Reihenfolge zum Verschluß gebracht, wie es eben für den Dammriß und die Episiotomie geschildert worden ist.

Bei der Naht des Dammrisses 3. Grades ist es wichtig, daß das ganze Wundbett vollkommen gut übersichtlich ist. Wenn also dem auf sich allein gestellten Praktiker ein solcher Dammriß in der Nacht passiert, und er hat keine hinreichende Beleuchtung und Assistenz zur Verfügung, so kann er die Naht eines solchen Dammrisses ruhig bis zum nächsten Morgen verschieben, um sie dann unter Assistenz eines zweiten Arztes in der beschriebenen Weise auszuführen.

Bei der Naht eines Dammrisses 3. Grades kommt es jedoch nicht allein auf die sorgfältige Naht, sondern auch auf eine zweckmäßige Nachbehandlung an. Früher verfuhr man so, daß man durch große Opiumgaben den ersten Stuhlgang möglichst lange hinauszuschieben suchte. Das hat sich als unzweckmäßig erwiesen. Zweckmäßigerweise geht man so vor, daß man Frauen mit einem Dammriß 3. Grades in den ersten 10 Tagen flüssig ernährt und schon vom 3. Tage anfängt morgens Abführmittel zu geben. Wenn der erste Stuhlgang kommt und die Entleerung Schwierigkeiten macht, so ist es zweckmäßig, vorsichtig ein Viertel Liter Wasser zur Aufweichung der Kotmassen in das Rectum einfließen zu lassen. Hierzu ist es bei größeren Dammrissen 3. Grades zweckmäßig, nicht das harte dicke Mastdarmrohr einzuführen, sondern auf ein spitzes Ansatzrohr einen etwa bleistiftdicken Nélatonkatheter aufzusetzen, diesen in den Mastdarm einzuführen und so die Flüssigkeit in den Darm einlaufen zu lassen.

Geht trotz aller Sorgfalt des Nähens der Dammriß 3. Grades auseinander, so hat es keinen Zweck, die sofortige nochmalige Naht vorzunehmen. Erfahrungsgemäß schneiden die dann gelegten Fäden sehr leicht durch, weil das ganze Wundbett infiziert ist, und dadurch wird das zu einer späteren Plastik zur Verfügung stehende Material in ungünstiger Weise verringert. Man muß in solchen Fällen die Frauen vertrösten und ihnen sagen, daß die Naht erst in einem Vierteljahr post partum ausgeführt werden kann. Bis dahin ist weiter nichts zu tun, als daß man zunächst durch häufige Abspülungen und von der 3. Woche ab durch morgendliche Spülungen und abendliche Sitzbäder die Reinhaltung der äußeren Teile und die Reinigung des Wundbettes anstrebt. Die Aussicht auf eine völlige Wiederherstellung durch eine spätere Plastik ist im allgemeinen eine sehr gute, vor allen Dingen wenn man daran festhält, daß die Plastik nicht vor einem Vierteljahr ausgeführt wird.

Druck der Spamerschen Buchdruckerei in Leipzig.